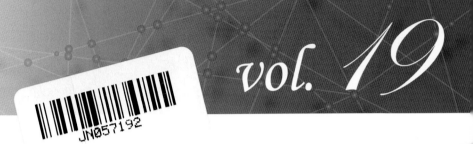

Japanese Consortium for General Medicine Teachers

vol. *19*

JN057192

医療現場に必要な リーダーシップ・スキル

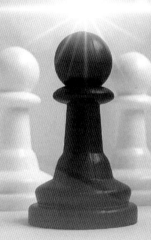

編集

和足 孝之

坂口 公太

目次

Editorial

1. Introduction

Case Discussion

2. 依頼論文

3. 特別論文

4. JCGM Forum

Contents

Editorial

1.Introduction

Case Discussion

2.Special Article

3.Perspective

4.JCGM Forum

ジェネラリスト教育コンソーシアム

Japanese Consortium for General Medicine Teachers

設立趣意書

　私たちは，本研究会を，ジェネラリストを目指す人たちを育てる Teachers の会として設立しました．

　2010 年に日本プライマリ・ケア連合学会が設立され，ジェネラリストの養成が焦眉の急となっております．すでに家庭医療専門医および病院総合医の認定医・専門医制度は日本プライマリ・ケア連合学会で動き出しております．また旧日本総合診療医学会はその学会誌「総合診療医学」誌上で二度にわたり病院総合医の特集号を刊行しています．私たちは，これらの成果の上に立ち，ジェネラリストが押さえておくべきミニマム・エッセンシャルを議論するとともに，日々の実践に有用な診療指針を学ぶ場を，この研究会で提供しようと思います．

　繰り返し問われてきた分化と統合の課題への新たな挑戦として，わが国のジェネラルな診療への鋭い問題提起となり，医学・医療の発展の里程標として結実することが，この研究会の使命だと私たちは考えています．

　本研究会の要点は，下記のとおりです．

目的：
　「新・総合診療医学—家庭医療学編」および「病院総合診療医学編」（2 巻本として株式会社カイ書林より 2012 年 4 月刊行）の発刊を契機に，これからの家庭医・病院総合医の学びの場として，本研究会を設立する．

活動内容：
　本研究会は，Case based learning + Lecture を柱とする症例検討会およびプラクティカルな教育実践報告の場である．

研究会のプロダクツ：
　提言，症例と教育レクチャー，依頼論文および教育実践報告（公募）を集積し吟味・編集したうえで，「ジェネラリスト教育コンソーシアム」として継続して出版する．

事務局：
　本研究会の事務局を，株式会社尾島医学教育研究所に置く．

2011 年 8 月

　「ジェネラリスト教育コンソーシアム」 設立発起人
　　藤沼康樹（医療福祉生協連家庭医療学開発センター；CFMD）
　　徳田安春（地域医療機能推進機構 (JCHO) 本部顧問）
　　横林賢一（広島大学病院　総合内科・総合診療科）

前書き

　ジェネラリスト教育コンソーシアムは 2011 年，奇しくも東日本大震災の年に第 1 回を開催し，翌 2012 年にその記録をムック版 Vol.1「提言―日本の高齢者医療―臨床高齢者医学よ　興れ」と題して刊行しました．その後の 10 年の経緯は，下記「ジェネラリスト教育コンソーシアム 10 年の歩み」をご覧ください．

　このジェネラリスト教育コンソーシアム Vol.18「医療現場に必要なリーダーシップ・スキル」は，2023 年 4 月 1 日に行われたワークショップ「医療現場に必要なリーダーシップ・スキル」の記録と依頼原稿から編集しました．本書がリーダーシップの教育，実践に関する議論の資料として，幾ばくかの寄与となればこれに勝る喜びはありません．

2023 年 8 月　ジェネラリスト教育コンソーシアム　事務局　㈱カイ書林

「ジェネラリスト教育コンソーシアム」の 10 年の歩み

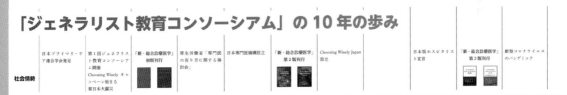

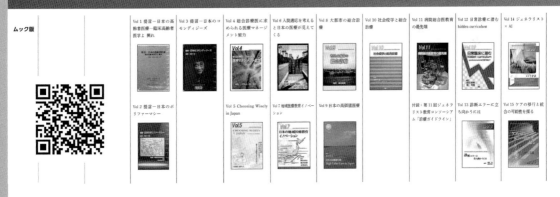

Editorial

第 19 回 「医療現場に必要なリーダーシップ・スキル」

編　集：和足　孝之（ミシガン大学医学部内科 / 島根大学附属病院総合診療医センター）
　　　　坂口　公太（島根大学医学部附属病院総合診療医センター 助教）

　第 19 号を迎えるムック版「ジェネラリスト教育コンソーシアム」の今回のテーマは「医療現場に必要なリーダーシップ・スキル」です．総合診療医を中心とした 22 名の医療者によるケース・ディスカッションを行い，医療者はどうすればリーダーシップ・スキルを学ぶことができるかを討論しました．依頼論文の執筆者には，医療現場の最前線において自らリーダーシップ・スキルを発揮されている第一線の先生方にお願いしました．

　コロナ禍や戦争，AI といった日々目まぐるしく変化し不確実な時代だからこそ，私たち一人ひとりのリーダーシップが試されています．挑戦してみたいが少し勇気が出ない，仲間が欲しいと思っている，そんな医療現場の人にとって本書が「武器」になれば幸いです．一緒に今後の医療現場に必要なリーダーシップについて考えてみませんか？私たちの行動一つで，未来は変わるかもしれません！

依頼論文

Leadership skills for generalists in Japan:

Takashi Watari and Kota Sakaguchi

The main issue of the 18th Japanese Consortium for General Medicine Teachers is leadership skills for generalists in Japan.

In this issue, we want to thoroughly discuss what generalists can do for leadership in medical practice. Focusing on leadership and organizational management, 22 health care professionals, mainly generalists, performed a case discussion and talked about how to learn leadership skills. In addition, we are publishing 19 articles on leadership in this mook which discuss various leadership skills necessary in Japan. Because of the fast-changing and uncertain era, including COVID-19, War and AI, we are faced with the challenge of leadership. We would be pleased if the mook helps give courage and promote a sense of comradeship, providing weapons for generalists in medical places. Let's continue our discussion together on the leadership skills required across the country.

Just one of our actions might change the future for us all.

Introduction
Case Discussion

Introduction
　医療現場に必要なリーダーシップ・スキル ー「有事の総診」

Case Discussion
　第1章　医療現場に必要なリーダーシップ・スキル
　第2章　医師のキャリアと傾向性を知る

1.

Introduction

医療現場に必要なリーダーシップ・スキル ―「有事の総診」

守上佳樹　医療法人双樹会 よしき往診クリニック院長
和足孝之　ミシガン大学医学部内科 / 島根大学附属病院総合診療医センター
坂口公太　島根大学附属病院総合診療医センター

要旨：
　この対談は，医療現場でリーダーシップを発揮する際に直面する課題について，その背景，問題点，そして今後日本において求められる要素を議論した編集者間の対話である．要点は以下の3点である．
1）医学部学生時代の部活動の経験が，チームビルディングにおける要所であり，医療現場で求められるリーダーシップの培養に役立つ．
2）コロナ禍を機に，従来の縦割り構造に対する問題への解決策がもたらされたという意味で「新しい時代が来た」と言える．
3）「有事の総合診療」として，平時とは異なる役割を総合診療が担っている．病院，地域，そして国全体の医療問題に対応するために必要なのがリーダーシップ・スキルである．

Leadership skills for medical practices; General medicine in time of emergency

The dialogue was performed by editors of the book in order to discuss challenges, the background, problems, and elements required in Japan from now on when healthcare providers will face the need to show leadership in their medical practices. The learning points were as follows.

1. The experiences of extracurricular activities are key points to construct team building and to foster leadership for medical practice.

2. On the occasion of the COVID-19 pandemic, the measures of problem solving for the conventional vertical structure of Japan were brought about. It surely means a new era has come.

3. As a practice motto of "general medicine in time of emergency", general medicine has a very different role from "peacetime medicine". It is leadership skills that are required for medical problems in hospitals, in the community and for the whole nation.

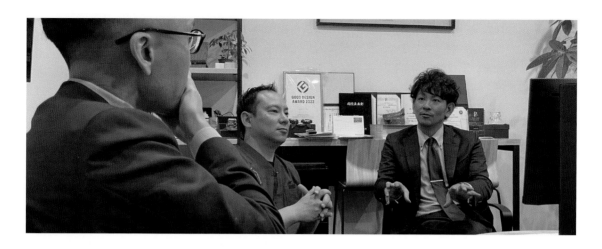

医療現場でリーダーシップを発揮する際に直面する課題

和足：リーダーシップにおいて，現場で困難を感じることは何ですか？

守上：気持ちを同じくすること，一気に盛り上がることを作らなければと思うのですが，その瞬間は楽しいのですが，そこに行くまで結構いろいろしなければなりません．その間ドキドキしています．そんなに困ってはいませんが．

和足：医師はマネジメント方法を習わないため，ある程度の年齢に達すると突然管理職に就いた際に困難を感じると言われますね．

起源は学生時代の部活動にあった

守上：私は今診療所を経営していますがMBAもとっていないし体系的な勉強もしていません．リーダーシップとかチームをどうするとかの私の原点は医学部時代のサッカー部の経験です．サッカー部でキャプテンをやっていたので，そのときに優勝に向かってどうチームをまとめていくか，いやというほど6年間苦労しました．

和足：起源はサッカー部活動なのですね．優れたリーダーシップを発揮できる臨床医の多くは，学生時代にリーダーの役割を果たしていたりします．周囲の人がついてこない，わがままばかり言う時にどのようにマネージするかの力を発揮する

経験をしていないと対応できないです．昔は体育会系の部活に所属している方が良いと言われたのは，そのような経験をしていないと，言語化できないからです．

坂口：和足先生は，部活に参加されていましたか？

和足：私は救急サークルを作りました．今でも岡山大学に存在しています．

　全国で教えて回っていました．ACLS（Advanced Cardiovascular Life Support）2005が出た時学生だったので，取り組んでいました．そのときの学生で各地で頑張っていたリーダーは，現在もリーダーです．部活でどのように楽しく，集客力を持って，目標はここまで，うちの大学をこうしたいということがあって，そのためにはどうしたら学生が集まるか．チームビルディングにおいて重要であり，医療現場で求められるリーダーシップも同様です．守上先生は本当に学生時代から現在まで，そのような素晴らしいリーダーシップを発揮されています．

＊脚注：岡山大学 OSAL（Okayama Save A Life）；OSAL は基本的には2つの目的で活動しており，一つは社会への BLS（Basic Life Support）の普及を目指すこと，もう一つは学生の自主学習と教育方法の研究である．

守上：金沢医科大学のサッカー部のキャプテンのほうがはるかにしんどかったですね．医学部に入る前に，広島大学の学校教育学部に4年間いて卒業と同時にもう1回医学部に入りました．広島大学では全学の大学祭の実行委員長をやりました．

和足：理解できます．そのような経験が現在のリーダーシップよりも厳しいでしょう．

守上：すでにそこで失敗体験をしています．絶対次は負けないということが初めからあるのだと思います．

和足：失敗体験をせずに，医長や教授になる．高いインパクトファクターと多くの引用回数のある論文を執筆し，リーダーになる．後から学ぶ方であれば別ですが，これは悲惨です．経験豊富な先生のような方ならうまくいくかもしれませんね．

医師免許を除いた自己研鑽

守上：医師は医師でも，医師免許を除いた自分の器の大きさを持っていないと，リーダーシップやチームマネジメントを云々することが難しい．

和足：医師免許を除いたとは？

守上：医師免許を除いた自分で勝負できているか．論文書くとか診療するとかは医師免許があればできますが，医師免許がなくともできる自分を磨いたりすること．これは初歩的で原点ですが，周囲の人は皆見るところです．

和足：ツイッターを見ていると，最近は医師免許さえあれば年収がいくらになるかといった話題がありますが，これは先生の主張と正反対ですね．医師免許はないものの社会でどのように輝くかということですね．

守上：両輪がないと前に進めませんよね．

和足：大いに賛成です．しかし，そのようなことを述べている医師はいません．

新しい時代の到来

守上：先生もそうじゃないですか．先日和足先生にご出演をいただいたイベントの話ですが，終わった後の皆のコメントを見ましたが，強く覚えているのは，和足先生が，「新しい時代が来たことがわかることが瞬殺で理解できるイベントでした」書かれていて感銘を受けました．

和足：コロナ禍により，「新時代が来た」と確信しました．それは，大学など既定の概念で「こうでなければならない」という慣習を一気に覆すチャンスを狙っていたからです．コロナによりオンライン授業が可能となり，オンデマンド授業も実現しました．物理的に存在しなくても大学教員が務められる時代が訪れました．このイベントで初めて実現したことに気付いた際，自組織内でリーダーシップの発展において何が素晴らしいかと言えば，縦横無尽に繋がることです．そこから生まれる価値が今後の日本にとって必要となるでしょう．守上先生は，それを受けてKISA2隊*のプログラムを開始されたのですね．
　あのイベントは確かに画期的でしたね．

守上：まだ誰も知らない若手ができるのだということに私たちも感動しました．でも和足先生は，従来の縦割り構造に対する問題に対して解決策を示したということで「新しい時代が来た」ということをおっしゃっていたと思います．単にオンラインでできるというのではなく．

和足：そうです．表面的な要素ではなく，これは日本を根本から変革できる力を持っています．

守上：それを1行で書けるのが素晴らしいです．

和足：誰が見ても，新しい時代が来たなとわかる．事実ではなく，概念で覆るイベントでした．

若い医療者がどうやってリーダーシップを学んでいくか

和足：おそらく和足持論と守上持論というのがありますが，ただ共通する最大公約数は全く一緒です．

守上：たとえば部活をやっていない人もいます．

和足：一番手っ取り早いのは，人が必ずいるところに行くことです．人がいるところには必ずconflictが生まれます．パチンコ玉がぶつかって磨かれるように，リーダーシップも人との接触から磨かれると思います．バイトでも，介護でも，何かにチャレンジして人と接触することが重要です．リーダーシップは人との関係から生まれる概念です．一人では発生しません．

＊脚注：KISA2隊は，志を同じくする若手医師たちが集い，コロナ自宅療養患者の診療を行うグループである．2021年2月に京都で発足し，その活動は大阪，滋賀，奈良，そして全国18都道府県に広がりコロナ感染症対策の重要な役割を担っている．

守上：開業してからはるかに人から呼ばれます．こんなに必要だったのならもっと早く教えてくれたらよかったのにと思います．私は開業に向いていましたが，そうでない人もいると思います．

坂口：私たちみたいに医療現場にでたばかりの若い人は，どうやったらリーダーシップを発揮できるか迷っている人たちがいます．どのように学び行動すればいいでしょうか？

守上：学生はなんでもいいのです．和足先生のような救急でも，部活でも文化祭でもいいですが，何か集団の中では引っ張る人に誰がなるかというとき手を挙げてほしいです．
でもキャプテンと，副キャプテン以下は，かなりの経験の差が出てくると思います

和足：その通りです．しかし，それでもリーダーシップを発揮することが求められる場合があります．それを許容することも重要です．日本人の文化的背景から，リーダーシップを発揮することが難しい風潮があるかもしれません．

守上：皆の顔を見て，誰も手を挙げないかとうかがったりする．

坂口：その「日本人」についてもう少し詳細に解説をお願いします．

和足：それは，私たちが生まれ育った環境では，3〜5歳ですでに父母が社会通念上教え込むことから生まれてきます．生まれてその文化的価値背景で育っていくと，その通念を当たり前のように自分も思ってしまう．日本人でも私たちが手を挙げないとか意見を言わないのは，リーダーシップを発揮していくことを是としないような風潮がたぶん文化的にあるのではないでしょうか．リーダー的な立場にあると，人からどう見られるか非常にとらわれています．このような国はあまりないようです．

坂口：だから我々は合理的にリーダーになりたがらないのですね．

和足：それに加えて争いがあまり起きない国だからかもしれません．砂場で遊ぶ子供が砂を壊したとき，子供にはリーダーが必要です．大人の世界でも発生します．それが絶対必要だという認識が私たちには，特に医療者にはあまりないようです．リーダーシップが医療の世界には本当に希薄です．

「有事の総診」

守上：日常的には埋もれています．小学校，中学校の教育が皆横並びになってしまいます．それでも何とかやっていけていますが，有事のときはそれではきついです．地震やパンデミックがあったりしたときは，普段は埋もれいるかもしれない強

烈なリーダーシップが一気に頭角を現してくる．そういう人財に全権を集中していかないと民衆は救えません．

和足：東京都都立病院の災害対策基幹病院の某病院が全く同じ話をしていました．有事と平時とは違う．その病院は災害の基本病院なので，問題はだれが担うかのとき挙がったのは総合診療科です．平時には，私たちは羊飼いみたいな集団ですが，有事には，私たちは牧羊犬みたいに後ろから吠える価値観を共有できる集団であることを東京都は考えてくれています．これは時代が来たなと思います．守上先生は同じことを言っていますよ．「有事の総合診療」です．これまでは地域をみるとか，患者全体をみるとか言われてきたのに，「有事の総診」と言われて私は度肝を抜かれました．

坂口：まさに KISA2 隊はそのような役割を担っていますね．

守上：総診メンバーと救急メンバーが担っています．

和足：本質を突いているかもしれません．守上先生がやっていることはまさにそれです．守上先生は東京都と同じ話をしていると思いました．

▎本書の読者へのメッセージ

和足：リーダーシップは MBA でないと学べないということではありません．人にもまれたりとか，嫌な経験をされたり，失敗を重ねたりとかする中で，それを克服する過程で学ぶリーダーシップを

持っている人は結構います．そういう人は放っておいてもいいと思います．そういう経験のない人がリーダーのポジションに就かなくてはならなくなったときにどうするかが，本書の中でヒントがたくさん散りばめられているので，学んでほしいです．

守上：小さいところで何かやっているのではなく，いろいろなところで話を聞いて，それを吸収することを繰り返していくことをお勧めします．まず動く．PDC サイクルで，Plan からでもいいですし，Do からでもいいですが，やっちゃえと言うことです．

和足：同感です．アメリカは Do から始めます．私たちは P が好きです．がちがちに固めないと動かない．「誰が責任を取る？」「書類出せ」とか言いますが，アメリカのすごいところは Do が早くて，そのせいで Plan の設定も早いです．KISA2 隊もおそらくそうでしょう．それができる人が「有事の総診」です．病院が潰れそうになったとか，どうしたらいいのか相談にくる先が総合診療のイメージです．そのとき Specialty のところには行かないと思います．患者さんの診断と治療と同じように，病院全体の問題の診断と治療，もっと広く言うと国全体，地域全体の医療政策の問題の課題に対する診断と治療に関するスキルがリーダーシップになると思います．

（この対談は，2023 年 4 月 11 日島根大学で行われました．）

第1章
医療現場に必要なリーダーシップ・スキル

Guest Editor: **田久保善彦** グロービス経営大学院研究科長　副学長　教授
Editor: **和足孝之** ミシガン大学医学部内科／島根大学附属病院総合診療医センター
坂口公太 島根大学附属病院総合診療医センター

議論参加者

- グループ1 東光久（奈良県立総合医療センター），石丸裕康（関西医大），田村幸大（大隅鹿屋病院），北川泉（湘南藤沢徳洲会病院）
- グループ2 長尾大志（島根大学），楠川加津子（福井大学），渡部健（秋田大学医学部附属病院），白石吉彦（隠岐島前病院）
- グループ3 横田雄也（岡山家庭医療センター），大西弘高（東京大学医学教育国際研究センター），廣橋航（飯塚病院），横山淳美（島根県立大学）
- グループ4 土肥栄祐（NCNP 神経研究所），齊藤裕之（山口大学），大畑陽子（浜田市国民健康保険あさひ診療所），須田倫之（成田富里徳洲会病院）
- グループ5 藤田浩二（津山中央病院），綿貫聡（多摩総合医療センター），片山皓太（聖マリアンナ医科大学），井村洋（飯塚病院），北西史直（トータルファミリーケア北西医院）

要旨：

　医療現場に必要となっているリーダーシップや組織マネジメントをテーマに，総合診療医を中心とした22名の医療者によるケース・ディスカッションを行い，医療者はどうすればリーダーシップ・スキルを学ぶことができるかを討論した．今回は，グロービス経営大学院の田久保善彦先生をお招きし，少人数で開催し，参加者相互のコミュニケーションの双方向性を保ち，学習の効果を高め，ディスカッションから本質的な内容を抽出して，ジェネラリストの方々に役立てていただけるようにした．そして5つのグループに分かれて，提示されたケースをめぐって，参加者が自分はどのように感じ，行動するか，その理由とともに意見を述べた．さらに，参加者が実際の医療現場でリーダーシップを発揮する上で感じている課題についても議論した．

Highlight

Leadership skills for medical practice

Focusing on leadership and organizational management, 22 healthcare professionals, mainly general practitioners, performed a case discussion and talked about how to learn leadership skills. Assisted by Yoshihiko Takubo, Professor of the Graduate School of Management, GLOBIS University, participants conducted a small group discussion which enabled them to ensure interactive communication, which improved the learning effect and allowed them to extract the essential contents by talking about their routine practice. Divided into 5 groups, focusing on a case presentation, they discussed how they would feel and perform if they were involved parties. They also provided their reasons and opinions. Moreover they talked about the challenges they felt concerning the showing of leadership in their medical practice.

■ はじめに

和足：まず，今日参加された理由に関してアンケート用紙から３つ以内で選んで下さい．では坂口先生，オープニングのご挨拶をお願いします．

坂口：皆様，４月１日 April Fool の日，ご参加をありがとうございます．桜満開の今日，楽しい会にしたいと思います．早速ですが今回の目的などについて，担当の先生方からお話しください．

和足：近年リーダーシップの重要性が言われておりますが，日本の医療界では未だに意識は乏しく学ぶ機会も乏しいのではないかということを感じてきました．どうしたら本来身近なリーダーシップのスキルがもっと臨床業務，組織変革や，教育の現場に活用できるかを考えて勉強しています．今日は，このあとご紹介するグロービス経営大学院の田久保先生をお招きして，できるだけ少人数で開催する目的は，コミュニケーションの双方向性を保ち学習の効果を高めることと，せっかくならば先生方の深いディスカッションから本質的な内容を抽出してナラティブな論文として発表し，ジェネラリストの皆様にお役立ていただけるようにすることにあります．

田久保：私はグロービス経営大学院という社会人向けの MBA を発行するビジネススクールの研究科長を11年間務めています（2023年７月より副学長）．10年近く前，現在の島根大学の医学部長をされている鬼形和道先生を通して和足先生をご紹介いただきました．アメリカでいうプロフェッショナル・スクールといわれる，例えば，ビジネススクールとかロースクール，それから和足先生がいらっしゃっていたハーバード大学医学部大学院 MHQS（医療の質）のようなところが行うケース・

メソッドの方法論で今日は議論を深めたいと思っています．坂口先生と事前調整したときは，若手の方が集まるという想定で，若手の方が，赴任先の病院で追い込まれてしまったケースのような状況になっています．先ほどの和足先生のお話をお聞きすると，本日は高いポジションの先生方が多いようなので，そういう先生方は，若手の指導はどうあるべきかという視点に立つと，本日のケースは実は色々な見方ができる面白いものだと思います．主人公の医師の立場にも立てるし，この医師に指導するとしたら何を伝えるべきなのかなど，多様な角度からの意見交換ができたら幸いです．

カイ書林：本日の討論の記録は，編集後本年夏にムック版として刊行します．どうぞ活発なご討論をお願いします．

（参加者）アイスブレイクのアンケート用紙とグループ別の google フォームに記入．

アイスブレイク

和足：ケース・ディスカッションに入る前に，私の方からアイスブレイクをさせていただきます．まず，お配りしたアイスブレイクの用紙に，今回参加の利用をお書きください．おそらく皆様それぞれの視野，視点，視野からそれぞれのお悩みをお持ちと思います．先行研究と照らし合わせて代表的な参加理由を13項目があります．また，本日参加した理由について，自己紹介を兼ねて一言ずつお話しください．

（ブレイクアウトルームへ移動）（Box 1）

（自己紹介後ブレイクアウトルームから全体ルームへ移動）

和足：皆さん，それぞれいろいろなことに悩まれ，経験したいということでご参加いただいたと思います．今回の企画の趣旨は，医療の現場でこそ必要になってくることを考えようということです．これは定量的というよりは定性的なディスカッションにこだわっていくべきだろうということで，あえて少人数グループになっています．

■ ケース・ディスカッション

田久保：最近流行の ChatGPT4 を使って，総合診療医の皆さんがどんな動機で，今日のセミナーに参加するかを聞いてみたら，こんな答でした．

「私は今日総合診療に関するセミナーに参加することで，最新の医療知識や診療スキルを学び，自分の診療技術を向上させることを目指します…（続く）」

この程度のことを，瞬時に AI が書き出してしまう時代に，人間は何をするのだろうと思うわけです．今日の本題とはずれますが，ChatGPT はぜひお試しいただきたいと思います．昨日もグロービスを修了された医師の方が，「今度講演会をするが，参考になる論文を5つ挙げて，それぞれのサマリーをまとめてください」といった，ある種の実験を Facebook に挙げていました．たいへん見事なまとめが挙がっていて，論文検索もこの仕組みを信じるのであれば OK という，そんな世界になってきました．

■ 自己紹介

さて，グロービス経営大学院は，今年（2023 年）で創立以来 16 年経ちましたが，今までに 100 人を超える MD の方が学ばれている学校で，特にこの 5 年くらいは多くの医師の方が学んでくださっています．私は大学院で研究科長をする傍ら，ビジネス・パーソンに付加価値を提供するような本を数多く出版しています．そのような経緯の中で鬼形先生や和足先生とお知り合いになりました．坂口先生も昨年グロービス経営大学院を修了されました．その中で使っている教育の方法論を使って本日はお話しします．

■ リーダーシップを学ぶ意義は？

ChatGPT にこんなことも聞いてみました．

「総合診療医がリーダーシップや組織マネジメントについて学ぶ意義を3つにまとめてください」．

すると，効果的なチームワークとコラボレーション，医療サービスの質の向上，地域医療体制の強化などに役に立つのではないかと，今世界で最も頭の良い AI は言っています．皆さんは，こんな内容をどう思われますか．今日はリーダーシップや組織マネジメントをめぐって，どういうふうに人間関係を作っていくのか話していきたいと思います．

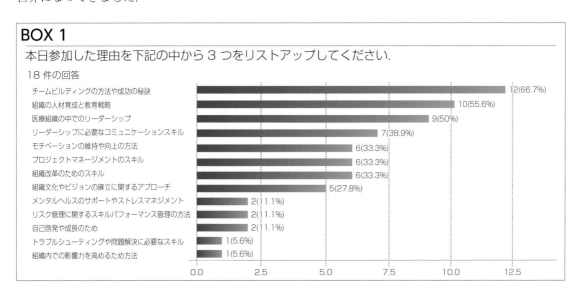

BOX 1

本日参加した理由を下記の中から 3 つをリストアップしてください．

18 件の回答

項目	回答
チームビルディングの方法や成功の秘訣	12(66.7%)
組織の人材育成と教育戦略	10(55.6%)
医療組織の中でのリーダーシップ	9(50%)
リーダーシップに必要なコミュニケーションスキル	7(38.9%)
モチベーションの維持や向上の方法	6(33.3%)
プロジェクトマネージメントのスキル	6(33.3%)
組織改革のためのスキル	6(33.3%)
組織文化やビジョンの確立に関するアプローチ	5(27.8%)
メンタルヘルスのサポートやストレスマネジメント	2(11.1%)
リスク管理に関するスキルパフォーマンス管理の方法	2(11.1%)
自己啓発や成長のため	2(11.1%)
トラブルシューティングや問題解決に必要なスキル	1(5.6%)
組織内での影響力を高めるため方法	1(5.6%)

■ 皆さん，どう思いますか？

では，本編に入ります．まずが，こんな頭の体操から．このスライドには，「けいむしょ」と書かれています．「けいむしょ」はどんなシステムか，もしくはどんなことをさせるシステムかチャットに書いてみてください．

（チャット）：悪い人をこらしめるシステム，贖罪，専制的なリーダーシップが発揮されているシステム，希望を持たせよくするためのシステム，犯罪者に振り返りをさせる，精神と時の部屋

たとえば，資格をとらせる場所でもありますよね．ちなみに，こんなことを考えてみましょうか．ソフトドリンクを製造販売する会社の営業担当者からみると，ここは何でしょう？

（チャット）：営業先

それでは看守にしてみればここは何でしょうか？

（チャット）：仕事場，職場

では北海道の網走の商店街の人にとって見ればここは何でしょう？

（チャット）：観光客を呼ぶシステム

では映画監督にとってみれば何でしょう？

（チャット）：テーマそのもの，ロケ地，映画題材，撮影地

それからベテランの犯罪者と若い犯罪者がいたとすると，犯罪大学校になっていたりするかもしれません．

今皆さんが最初に書いてくださったのは，悪いことをした人というのが主語でした．主語を変えてみると，意味づけが広がります．皆さんがなされている医療も，医師という主語を置くのか，看護師，MR，患者，患者の家族，また地域という主語を置くのかで全く意味が異なってきます．意味を考えるということが，リーダーシップや組織マネジメントを学んでいく上では原点中の原点です．これが抜けると，単に「われわれはリーダーシップとしてこうあるべき」みたいなことになりがちです．

■ 主語，場所，時間を考える

主語と場所と時間を考えてみませんか，というのが私の提案です．たとえば東京でと考えるのと島根でと考えるのでは大分違います．離島や和足先生がいらっしゃるミシガンで考えるのでも違います．それから今と100年前とでも大分違います．こういうふうに振ってみたときに，考えていただきたいのは，視点と視座と視野を変えてみようということです．

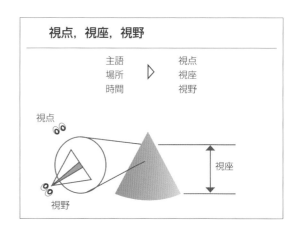

この図をご覧ください．組織は，「うちはフラットです」と言っても基本的には，ピラミッド構造です．どこの座面で見るかというのが視座です．これは三角錐の図ですが，1段目を切れば丸になります．この丸を考えたときに，どこから見るの

か，どこに目を置くのかが視点です．われわれの目は光を受けてものを見ますが，比喩的に，光を出してものを考えると，図中の三角形が視野となります．薄く広く三角形を持つのか，濃く狭く三角形を絞って持つのか．一般的には，「視野は広い方がいいし，視座は高い方がいい」と考えがちですが，実はそうではないのです．「変化させられる」ということが重要なのです．トップの視座に立とうとよく言うのですが，トップがトップの視座だけに立って現場の判断をすると混乱します．大事なことはトップになったら現場に降りて行って，現場の様子をよく見たうえでもう一回上に上がってきてそこで判断をする．これが本当の現場主義です．

たとえばこの図でいうと，行ったり来たりできるのが大事です．視野も広げたり狭めたり両方できるようにする．今日リーダーシップを考えるときに，ケースで坂口さんという若手医師が登場しますが，坂口さんの視点に立つのも大事ですし，病院長の視点に立つのも大事です．お互いに視点，視野，視座を変えたときにどんな議論ができて，何が良かったのか，どんな指導をしてあげたら良かったのかを考えていただけるといいのかなと思います．

■ 意味づけ

われわれの原点はどう意味づけるかというところにあります．ある元CEOは，最初に社会人になったときの上司の指導がその人のビジネス・パーソンの人生の95％まで決めると言っています．どういうイニシエーションを受けたかによって，その人の仕事に対する意味づけや考え方は大きく変わりますので責任重大です．

Q: 意味づけが難しいのですが，何か工夫はありますか？

石を積んでいる職人に「何を積んでいるの？」と聞いたら「石を積んでいる」と答えた．2人目

は「壁を作っている」，3人目は「教会を作っている」と答えたという話があります．「あなたのやっている仕事は誰のために，何のためにやっているのか」をひたすら問い続けることしか，意味づけをする方法はないと思います．ことあるごとに誰のためにやっているのか，何のためにやっているのか，何があなたの判断軸なのかをひたすら問い続けることが重要です．

それではケース「坂口の葛藤」に入ります．

■ ケース「坂口の葛藤」（Box 2）

問いかける課題としては，「あなたが坂口医師と同じ状況にいたとしたら，どのように感じ，行動すると思いますか．その理由とともに考えてください．」です．議論のキーワードとして，以下を挙げておきます．「坂口医師の立場」，「坂口医師の持っている人脈」，「彼が立てたプランの中身」，もしくは「プランの立て方」「コミュニケーション」．

そしてディスカッションが終わったら，坂口医師の課題と，今皆さんが現場で感じていらっしゃる課題についての比較などもお話してみてください．今から20分くらいグループディスカッションの時間をとります．ディスカッションの中身は，ぜひメモに残してください．

（以後グループワーク　20分間経過）
（グループ別の討論記録，Box 3）

それではお話合いの結果を各グループからお願いします．1番目の項目「坂口医師であったらどのように感じ，行動しますか」についてお話しください．いくつかグループワークを拝見していましたら，坂口医師に対する指導モードで議論されていました．そういうスタンスのご発言でもかまいません．

BOX 2　ケース：「坂口の葛藤」

「本当にこの病院はこのままでいいのだろうか？」坂口太郎は23時，救急外来でカルテを書きながら悩んでいた.

・「島根への凱旋」

坂口太郎は，卒後5年目の医師である. 地元である島根大学医学部を卒業し，東京の有名病院で2年間初期研修をした. 後期研修では，地元島根に帰ろうと思い，現在は島根県中山間地にある200床程度の地域病院に内科後期研修として勤務している. 地元ということもあり，住み慣れた地域で医療をすることにやりがいを感じていた.

看護師や理学療法士には，昔からの知り合いもおり「坂口先生が帰ってきてくれて嬉しい. 地元を盛り上げて」と周囲からも好意的な印象であった. また，東京での初期研修病院は医学教育も熱心に取り組んでいた影響もあり，地元の病院に帰ってからも医学生や研修医指導に坂口は熱心に取り組んだ. 1年，2年と働く中で教育の熱心な姿勢が通じたのか「僕も東京で研修してみたい」「先生のおかげでこの前の症例が上手く対応できました」と医学生や研修医から言われ，坂口自身充実感を覚えていた.

・「委員会への参加」

研修も3年目に入った頃であった.「医師の働き方改革」の影響で若手医師代表として卒後20年目の指導医山本先生に頼まれ，初の院内委員会に参加することになった. 病院では，医師／看護師不足から人材不足は慢性的であり労働時間の長さが問題になっていた. 東京の病院では当たり前に感じていた当番性やチーム医療は行われておらず，主治医性であった. そのため，坂口は土日祝日も関係なく「主治医である」という理由から看護師や病院から電話があり対応することも，時間外勤務の時間も多く，坂口自身も問題意識と苛立ちを感じていた.

「医師の働き方改革」委員会への参加に伴い，今の時代にあった病院にしようと坂口は最先端の取り組み事例を調べ，持ち前の企画力，計画力をフル活用してパワーポイントを用いて委員会で改革案を作成した. 具体的には，土日に病院内で発熱や対応が必要になった症例は，すぐに「主治医」に連絡するのではなく，「当直当番医師」に電話をする方針を提示した. 提案自体は，精緻に作りこまれており，周囲は一応合意形成し，委員会として病院に通達することになった. しかしながら，委員会からの帰り道，坂口の頭には，「一体この改革案を実践するのは誰なのか？」と素朴な疑問が湧き上がっていた.

・「看護師長からの電話」

しかし，そこからの出来事は坂口にとって予想外であった. 委員会にも参加していた看護師長から週末「当直当番医師」ではない坂口に早速電話があったのである. 看護師長は「入院患者さんが発熱しました. 対応をお願いします」と話した. 坂口は電話で「前回の委員会で週末の対応は，当直当番医師に相談する方針になっていたと思いますが，いかがでしょうか？」と聞いた. すると看護師長は「そんなこと決まっていましたか？覚えていないですが，とりあえず発熱対応をお願いします」と話した. 坂口は，あれだけ準備して委員会で合意形成したにも関わらず，委員会メンバーでもある看護師長から電話がかかってきたことに苛立ちを感じた. その日は仕方がないと自分に言い聞かせて発熱患者の対応を行い，次回委員会で再度看護師長に相談させてほしいと伝えてその日は終わった.

・「指導医とのギャップ」

翌日坂口は，委員会で決定したにも関わらず電話がかかってきたことに対する不満について指導医山本（卒後10年，34歳男性）に相談した.

山本からは「まあ地域で医療していこうと思うと，24時間いつでも対応します！という姿勢が正直俺は必要だと思う. 最近の研修医や専攻医はすぐに言い訳するし，医師としてのプロフェッシ

ョナリズムが欠けていると思う．だから坂口の取り組んでいる「働き方改革」委員会も正直俺は実現は難しいと思っている．何のために医者になったんだと何処かで思っている節はあるんだよね」と話した．坂口は，指導医山本の話を聞いて，比較的同年代の医師にも関わらず働き方や自己犠牲に関する認識の違いがあることに驚いた．地域研修で回っていた研修医佐藤君（卒後2年，女性27歳）に山本との会話内容と伝えると「時代が違いますよね．山本先生の世代は"長時間働くことが美学"みたいな節がありませんか？実際，長時間労働による弊害や患者さんへのデメリットが科学的にも証明されているのに，若い人たちの中でも結構ギャップがあると思います．ただ，私たちに長時間労働や自己犠牲精神を押し付けてくるのは本当にやめてほしいんですよね．そういう人が多い地域病院は，正直私は苦手です．そんな状況なら人が多くてQOLが高い都市部の病院で後期研修したいと思います」と話した．

・「現場からの不満」

また，次の委員会は今まで様子が違った．前回あまり意見を言わなかった委員会副リーダーを務める病棟看護師長から「働き方改革についてですが，先生たちがいつも夕方とか時間外に薬や注射のオーダーをするから看護師の時間外が増えている」さらに他の病棟看護師は「外科と内科の先生では，発熱時のセットが違い私たちも時間がかかるから統一してほしい」「坂口先生のプレゼンテーションは医師中心の働き方改革ばかりで，私たち看護師や薬剤師はどうなっているのでしょうか」など様々な意見が出た．また，週末の対応についても「これは委員会だけで決めていいのでしょうか？医局だけでなく看護局でも相談した上で決定してほしい」と意見が出てきた．

・「病院長へ直談判」

坂口は，委員会が終了したと同時に皆不満ばかりで行動に移さないことに対して苛立ちを感じ，指導医山本先生ではなく，病院長に直談判することにした．委員会終了後，病院長白石先生のところに足を運び，今までの経緯と自分が取り組みたい改善プロジェクトについて伝えた．病院長からは「わかった坂口．でもな，まずは委員会で話をしてくれ．そして，俺も忙しいから，まずは何から取り組みたいのか．俺にしてほしいことはなんのか？これをはっきりしてくれないとできることもできなくなる．」と言われてしまった．

・「医療現場におけるリーダーシップ」

結果的に委員会は，その後，数回開催されたが具体的な取り組みが始まることはなく自然消滅することになった．坂口自身なんとか地元の病院をよくしたいと思い委員会に参加した．いろいろ調べて病院の課題を考え，プレゼンテーションを準備し，絶対に成し遂げてみせると意気揚々と取り組んでいた．

しかしながら，世代間のギャップ，現場からの不満などを感じ，どのように振る舞えばいいのか全くわからなかった．看護師長に相談してから取り組むべきであったのか？今まで目の前の患者さんに対する治療だけを考えていた坂口にとって，このような経験は初めてであった．何から手をつけたらいいのか？誰に相談したらいいのか？解決策が全く見えない状況であった．

問：ケースを読んで以下について考えてください．

1. あなたが坂口医師と同じ状況であったら，どのように感じ行動しますか？その理由とともに考えをまとめてください．

2. あなたが実際の医療現場でリーダーシップを発揮する上で感じている課題は何ですか？

BOX 3　5つのグループで討論された内容のまとめ

1. あなたが坂口医師と同じ状況であったら，どのように感じ行動しますか？その理由とともに考えをまとめてください．

- ・視点，視野，視座が異なるため見えている景色が違い，それぞれの関係者が当事者意識を持ちにくい．
- ・古くからそれで機能している仕組みは変えにくい．変えることで短期的にはメリットを感じにくいことが多い．
- ・周囲からの期待と若手医師の達成したいことは往々にしてすれ違いやすい．
- ・長期的には現状のままではデメリットがあり，話し合うことでメリットが見えてくる可能性がある．
- ・重要度・緊急度の軸で考えると分かりやすい．本当は重要度が高く緊急度が低い課題の方が重要であるが，忙しい医療の現場では緊急度を優先してしまう傾向がある．そして当初は緊急度が低かった問題も，先延ばしすることで，緊急度が高まり結果として近視眼的な対応になりやすい（例：働き方改革など）．
- ・関係する現場に声をかけて，健全な根回しを徹底する．
- ・医療施設内の委員会では物事は決まらないことが多い．そのために，誰が物事を決めているのか（ステークホルダー）を観察する必要がある．
- ・業務の標準化を行うことから始める．
- ・会議のあり方を変える必要がある．構成メンバーはどうしたらよいか再度検討する．現場をよく知っているステークホルダーに関与してもらう．

2. あなたが実際の医療現場でリーダーシップを発揮する上で感じている課題は何ですか？

- ・成功体験を積んでもらうまでのステップが難しい．　　例）臨床，研究
- ・きびしくしても成果が出にくいし，逆に反発され，軋轢が生じる．
- ・最初のブレイクスルーを乗り越ええられない．
- ・フォロワーとの関係はよいが，志が同じではないフォロワーとの関係が課題である．
- ・ドロップアウトにも繋がるが，見込みのない人は切り捨てるべきか？どのタイミングで見切るべきか？
- ・権力の使い方が難しい．
- ・対抗者との関係を悪化させずに，進めていくのが難しい．
- ・権限移譲が課題である．プロジェクトを動かしていくとき，意味づけが苦手な人には難しい
- ・余計な仕事と思うとうまくいかないことがあると感じる．
- ・中間管理職では決裁や権限が限られている
- ・寛容さという言葉に集約される．感情的に動くと余計な意味づけをせずにニュートラルなところから入っていけるか．意図的に反応する自分はリーダーとして不適切かもしれない．自分のスタイルや自分のことを言語化して，その状況に合った形でのスタイルを出している．
- ・総合診療科ではスポンサー，いくつかの院内の委員会，Administerとの協働がある．
- ・医療職に比べて有事に調べたり，自己解決へのモチベーションが開発されていない．そこを改善するためにどうすればいいのか困っている．中堅職員のコーチング講習などを実践している．コストも出してくれている．

グループ討論のあとで

A：私のグループでは，坂口医師は，ケース終了後たぶん東京にもどるのではないかというご意見が多数でした．ケースを前向きにとらえると，委員会の決定事項が決定事項でないという組織であるとわかったことにある．坂口医師が地域の病院になれていないこともあり，権限やそれを支えるスポンサーも不明だったことが，あまりよくない結果を招来したのではないかということを話し合いました．ささやかなレジスタント活動を始めるかもしれません．

田久保：1番目の項目で，少し議論します．権限やスポンサーが不明または不在であることについてどんなことが語られましたか？

A：スポンサーというのは，院長がはっきりサポートしてくれるのかわからなかったのではないかという意味です．坂口医師がどこまでできて，どこからできなかったのかよくわからないという話になりました．

田久保：ありがとうございます．今のようなご意見に対してほかのグループではいかがでしょうか．

B：地域で成り立っていた病院に若手医師が来て3年間，どれくらいの信頼の貯金がそれぞれの部署から得られていたのかが，議論のポイントになると思います．その中で，信頼貯金を自分で客観視しながら，一番信頼できそうな人を味方につけられると，一人でなく二人で一緒に話を進めていく．それが看護部長，先輩医師や他の職種とやっていけると話を進めやすかったのではないかと思いました．

田久保：信頼貯金がない，味方がいない，サポーター不在ということですね．

C：私も文化を創ろうとして失敗した経験があります．研修医を終えて血液培養2セット導入しよ

うとしたら怒られました．次に内科の基本的なバイタルサインをとるということを看護師がやっていなかった病院に勤めたのですが，看護師と仲良くなってやっていこうとしたら，それを嫌う医師と看護副師長が妨害しました．内部の人間関係を把握しないで仲間を作るのに失敗しました．組織構造を慎重に把握しないと敵対する人から予想外の対応を受けます．嫌われないように愚かな者の振りをしながら，なんとなくいいところもあるみたいな雰囲気を持って，嫌われずに仲間を増やしていくことも大事かなと思います．

田久保：企業でも大きくなればなるほど，足を引っ張る人がいます．様々な利害関係，個人的な嫉妬などが生まれるのですね．どういう人間関係になっているかの把握が重要です．

D：先ほどの視点や視座と同様の問題か思います．坂口医師が改革しなければならないとしている危機感を，周囲の人たちが共有しているか，そのずれを認識しないで議論すると，言っていることが周囲の人にはわかりません．自分にはこういう風景が見えているが，皆さんはいかがでしょうかというすり合わせをしていくことから始めないと議論がかみ合わないと思います．

田久保：いいポイントですね．色彩，風景，見ている方向を合わせる．向き合って見合っていると相手のあら捜しになってしまいます．そうではなく，同じ方向を見て改革の方向に向かう．坂口医師は正面から向き合ったままプロジェクトを始めてしまったのかもしれません．

E：改善をしていこうとなったときに，私たちの対立する意見はたくさん出てくると思いますが，相手側にメリットを提示できたら衝突は小さかったのではないかと思いました．

田久保：対立意見の対応が不十分だったのではないか．自分がやっていることは正しいと強く思っていた節はありますね．

■ 正義の反対は何でしょう？

田久保：大事な論点ですが，正義の反対は何だと思いますか．ややトリッキーかもしれませんが，正義の反対は，もう1個の正義なのです．それゆえ，論理的にはたぶん解決しえません．正義の反対が悪だったら割と簡単に解決するはずです．

　もう一つの論点は，今までやってきたものが流れているものを坂口医師はどう見たのでしょうか．つまり何がはたらいているかというと，たいへん大きい慣性力がはたらいています．それを1回の委員会やプロジェクトで止めることはできるのか，止めていいのかという配慮もあったほうがよかったのかもしれません．

　では，なぜ坂口医師はそのようなプランを作ってしまったのでしょうか？冷静になればわかるので，どうしてやってしまったのでしょうか？若手医師をどう指導するとこういう躓き方をしないのでしょうか．

　たぶんプロジェクトが机上の空論のまま走ってしまうからです．こうやればできる，こうなるはずだと．優秀な皆さんはプランを作れてしまいます．でもその作ったプランに，この人とこの人がこういう役割をして，こう動いてくれて，この人がこうなってしまったら，こうなるみたいな，実際の顔つきの動画が浮かんでいたかどうか．坂口さん，どうでしたか？皆登場人物はのっぺらぼうではなかったですか？

坂口：このケースはフィクションです（笑）．おっしゃる通り，アイディアはありますが，では○○さん，これをおねがいとか，こういう人とこれやったらいいなとか，人物は全然描けていませんでした．

田久保：たぶんそれが失敗するプロジェクトの典型なのです．つまりプロジェクトを書いたときにタイムスケジュールと予算は出てくるが，誰が実際にどう動いて，この人物のキャラクターはこうで，だからこそサブリーダーに埋めてもらう人材構成にする．こういうリーダーがいて，こういうサブリーダーが必要だというように．紙は動くが物が動かないというようなことが起きていたかも

しれません．

F：若手がどうしてこういうプランを出しがちなのかを考えますと，そこそこ，効率よくやっていけばいい，新しい知識や文化とかに自分がうまく適応しているのだと自覚しています．上は考えが古い，古い文化を新しくしてやろうとか，気負いがあります．彼らが気づいていない点を，自分が変えてやろうという傲慢さがあります．それがエネルギーになるかもしれませんが，そのため視野が狭くなったりしてステークホルダー分析を抜かしたまま進んでしまうことを経験しています．良くも悪くも，このケースの坂口医師は良かれと思って自分が役割を果たすと思っていたのでしょうが，裏目にでてしまった．共感的差恥を覚えました．

田久保：米国のビジネススクールを出て，コンサルティングファームに行って，転職して事業会社に行って，結果，皆潰されたりするケースはよく聞きます．正しそうなことを正しそうに話す人間こそ，組織に入ると受け入れられません．「First ninety days」（Harvard Business Review Press, 2013）という有名な本があり，転職したら90日間これをしろということが書いてあります．

　私は，大事なことはある意味で，サブマリーン戦法だと言います．潜水艦のように潜って，誰がキーパーソンで，誰が一番声が大きく，実質上誰が権限を握っているのかをよく観察してから，3か月たったら浮上せよ．こういうことを若手医師に伝えられているでしょうか．若手は一度失敗を経験したほうがいいという話がありますが，そこで若手の心が折れて，止めますとなるリスクもないことはないです．

G：やる気がある若手がいなくなったら問題です．若手をうまく扱える上司がいるかどうかが組織の継続には必要かと思います．このケースの坂口医師の場合も，坂口医師をうまく使って自分がやりたいことを実践する人を見つけることも大事だと思います．

田久保：坂口医師はそのような先生をどうしておいたらよかったのでしょうか．始める前に何をしておいたらよかったのでしょうか．

G：認識を持ちながらも組織の中である程度の力を持っている人を見つけだすことだと思います．

田久保：組織の中でのネットワークを作り，根回しをしておく．誰となら手を握れるのか，坂口医師という主人公が直接握れるのは指導医くらいだと思います．ではこの指導医が部長や院長と手を握れるのかどうかを見定めて，どこまで何を指導医にやってほしいのかまで把握していたら，もう少し組織の中で動きやすかったのかもしれません．

■ コミュニケーションの在りよう
田久保：委員会をやって，「これをやってくださいね」と言って，その場では理解を得られるのでしょうかね？

H：このケースを読んで，自分のところと違うなと思ったのは，決めたことはいつどういう形で発布するかとか，そのような約束事がない状況だったのかなということです．決めたのなら決めた，決まらなかったのなら協議段階で審議に至っていないと委員会で締めて，審議までいったのなら委員長名で発布していく．それが本来の組織の約束事ではないでしょうか．

田久保：組織構造を作るという意味で，意思決定のプロセス，仕組みは，非常に大事な論点です．
　どういうことを，どのように，どういうレベルで決めておかなくてはならないということを定義しておくべきです．リーダーシップということと組織をどう作るか，ルールをどう作るかが両輪で回っていないと，一定の人数を越えた組織はうまくマネージできません．
　この辺は病院関係の皆様にご理解を得ておいたほうがいいと思います．またいくらがんばろうといっても，それだけでは長続きしないので，がん

ばった人にどういう評価を与えて，どういう報酬体系にもっていくかにもつなげないと，がんばった人もそうでない人も給料も評価もあまり変わりませんとなってしまう．逆に患者に寄り添っている医師だけが疲弊していくことになっていたりします．このようにリーダーシップの話と組織の話が大切だと改めて思いました．
　皆さんがおっしゃられたことのまとめをスライドでお示しします．

> ☐ **パワー基盤を作る（STEP 1）**
> ＜自分の信頼度をチェックする項目＞
> ■ 仕事に対する姿勢・大義・意図
> ■ 専門性（何をどのレベルで実現できるか）
> ■ ネットワーク（誰とつながっているか？）
> ■ 人間性（コミュニケーション，一貫性，慎独 (integrity)）
> ■ 言行一致度合い

　こういうことで信頼度，その人の言うことを聞いてみようかと思うか，思わないかが決まってきます．坂口医師が赴任して数か月間でどこまで何を皆に理解してもらったのだろうかがパワー基盤になるのです．

☐ パワー基盤を作る（STEP 2）
　それができたときに，次に必要とされるのは何でしょうか．人脈が大事です．なぜなら一人で動かせるのには限りがあります．坂口医師はどれだけの院内ネットワークを作れていたでしょうか．
　これはリーダーシップを考える上では論点として重要です．
　そして病院を越えて，地域を越えた場合，病院外でどういう人間関係を作れているかが問われます．この際のキーワードは，これを意図的に行ってきたかが大事です．たまたま今の指導医は最高ですとか，偶然だとすると再現性がありません．そうなるとビジネス・パーソンだと転職や異動したら全然実力を発揮できないことになります．意図的に人脈を作り，意図的に人間関係を作ることをどれだけやってこれたかが大変重要です．委員長という職位を離れたらその人脈は本当に生きる

人脈なのかを考えなくてはなりません．自分の筋
肉を鍛えてパワーのベースを作り，ネットワーク
を作ったら，使えなくてはなりません．

□ パワー基盤を作る（STEP 3）

そして，次は，利害関係を見極め，「健全な」
根回しをすることが重要です．ステークホルダー
の分析をし，効果的な道筋で，ステークホルダー
に根回しをすることが重要なポイントとなりま
す．根回しというとずるいことをするというイ
メージを持たれる人もいるかもしれません．私利
私欲のためにならよくないかもしれませんが，根
回しとは，これをやることで病院，医療がよくな
るということで，重要なキーパーソンにまともな
判断をしてもらうための情報提供です．こういう
こともやってもらうし，やらせることは，組織を
動かすという論点に立ったときは重要です．

■ 絵に描いた餅にしないために

プランの作り方に関しては，坂口医師のプラン
の作り方は，紙の上では良かったと思いますが，
のっぺらぼうでない，具体的に誰が，どのように
動いていくかという動画イメージが湧くような，
5分くらいのYouTubeの動画が思い描かれるよ
うな「動くプラン」を作れていますか．それをぜ
ひ問うていただきたいのです．当然役割は，田中
さんがやるんだよと思っていても，田中さんは体
調が悪いかもしれません．ご家族に何か悩みを抱
えているかもしれません．ご両親の介護でお忙し
いかもしれません．そのような状況を全然把握し
ないまま，この重たいプロジェクトやって，と渡
したら，渡したほうが愚かです．誰が，と思った
ときこの人が本当に負担かけて大丈夫かと推測す
ることも含めて，「動くプラン」を作るためのイ
メージ動画が湧くかどうか．

■ 「動くプラン」作成の留意点
・会社のミッション，ビジョンとの整合性の担保

難しいから特殊案件としてプロジェクトとして
行うわけです．反対勢力も出てくる．意外と陥り
がちなのは，これは本当に病院のためになるんだ

ろうか，とやっている本人が不安になることで
す．最初の段階で病院なりの全体のミッションや
ビジョンとの整合性を確認しておかないと，横や
りが入ったとき急に不安になって身動き取れなく
なる．

・やること，やらないこと，判断基準の明確化

また今日は指導する立場の方が多いようです
ので，ぜひお願いしたいことは，やること（To
do）を決めることはよくありますが，not to do
リスト作れという指導はあまりないように思いま
す．皆さんは，そこまでやらなくていいところに
ものすごい勢いで頑張る優秀な若手がいます．典
型的には視野は狭いのですが，能力は高いので細
かいところまで掘り起こしてくれますが，全体に
はほとんど影響がない．苦笑いしながら，よく頑
張ったねという（笑）．フェアウェイはここまで
だから，ここから先はやなくていいと伝えてあげ
る．あと，ゴールポストを動かされるということ
をご経験あると思います．これが一番やる気を失
わせるポイントです．判断基準の明確化だけはし
ておいていただけるとよいと思います．

また，定期的にプランを見直すことを最初に盛
り込むことも意識してください．

「これは副院長肝いりだから」といって，皆が
だめだとわかっているのに強引に進むこともある
とありがちなので，1か月に1回，止めることも
含めて抜本見直しをするということを最初の条項
に織り込んでおく．そういうことも組織を動かし
ていくには必要です．

■ スモール・ウインを効果的に行うには？

皆さん，いきなり大谷翔平さんになりたがるの
が常です．しかし打てるのはシングルヒットです．
・「最も」効果が上がることをやる．

初期の簡単な勝利事例を，坂口医師も何か少し
作って，坂口医師の話を聞くといい方向に行きそ
うだなという雰囲気を作るのが大事です．それを
Early small winと言いますが，こんなことを坂
口医師が用意していたらよかったのかなと思いま
す．

とくに優秀なビジネス・パーソンが陥りがちなのは，だめになりかかっているときに，気が付いて，落ちかかっているところを持ち上げようとする．でも落ちていく慣性力も大きいので，それをむりやり持ち上げるのは結構大変です．逆に落ち切ったところは慣性力がゼロになっていて位置エネルギーが最低レベルになっていますから，ここから持ち上げたほうが早いです．最も悪い状況になっている部分を探して，少しやれば少し良くなりますので，そのようなことを行っていくのが，実は企業再生のときにはテクニックとなります．私の友人で破産管財人としてある企業に入った人が，弁護士の資格でやったことは，その会社の工場のトイレに2万円の中古のウオッシュレットのトイレを5台取り付けました．今までの社長は全然工具の言うことを聞いてくれなかったのに，怖い人が来るのかと思ったら，ウオッシュレットになりました．かかった経費は10万円です．工場のまじめな工具の心をわしづかみです．皆さんの病院の改革も，かっこいいところからよりも，まず少しでいいから作ってあげると，坂口医師の話を聞いてみようかという流れになってくる．

■ スモール・ウインを積み上げるには？
「成果を称賛することでチームの士気を高める」

　小さいお子さんがいらっしゃる方，10か月くらいのとき，すっくと立ち上がったと思います．このときどれくらい皆さん喜ばれたか，どう反応したか．立っただけなのに，すごいね！と喜んだと思います．これと同じくらいの勢いで，今週1週間部下をほめたことがありますか．たぶんないと思います．だから伝わらないのです．だから動かないのです．原点に返ることを積み重ねないと企業の変革とか意識の変革などうまくいきません．

　それから，私が尊敬しているグロービス経営大学院の修了生が，会社が変化したときに，「僕は会社の変革はオセロゲームだと理解しました」と言われました．オセロは黒と白です．最初の一手は相手がどう打っても，どう工夫しても1枚しかひっくり返りません．2，3手くらいまでは1枚

か2枚くらいしかひっくり返りません．いきなりひっくり返したくなるのが人の常です．でもよく作戦を組んでいくと，最後に端っこを取ると10枚くらいひっくり返せます．つまり組織の変革は隣の一人を自分色に染めることができるかどうかの勝負です．それができないのに，いきなり「うちの100人の病院変わりません」という人が多いのです．オセロゲームを根気よくやる意思があるかどうかも問われます．

■ 参加メンバーを巻き込む
「自分の想いを伝え，態度で見せる」
・関係者が同じ言葉を語れるように（7W2H）

　何を，どこまでやるのか伝えることが重要です．ちなみにChatGPTは皆さん使われていますか？ ChatGPTを使うとき，答えをもらおうと思ったときには相当詳細に日本語を書き込んでいますね．部下に指示を出すときの3倍くらい指示を出しています．「これについて教えてください」というとき，step by stepで，という一言を入れるか入れないかで，ChatGPTが返してくる答えのクオリティが全く違います．部下に指示するとき，「step by stepで考えろ」とはいいません．人間はコンピュータに向かうと優しくなるのに部下に向かうと抽象度の高いことを投げかけます．

□ 参加メンバーを巻き込む

自らの想いを伝え，態度で見せる．

【関係者が同じ言葉を語れるように（7W2H）】

- Why…なぜそれをするのか？
- What…何をするのか？
- Where…どこでやるのか？
- Who…誰が責任者なのか？
- When…いつまでにやるのか？
- With Whom…誰と一緒にやるのか？
- To Whom…誰に最終的に報告するのか？
- How…どうやってやるのか？
- How Much…いくらコストをかけてやるのか？

■ コミュニケーションの基本

　組織で活動する上では，何をおいてもコミュニケーションが大切です．

□ コミュニケーションの基本
_____

話し手と聞き手の温度差を意識する．

● Said ≠ Heard
こっちが言ったからといっても，聞いてもらえたわけではない

● Heard ≠ Listened
聞いてもらえたからといっても，聴いてもらえたわけではない

● Listened ≠ Understood
聴いてもらえたからといっても，賛成してもらえたわけでない

● Understood ≠ Agreed
理解してもらえたからといっても，賛成してもらえたわけではない

● Agreed ≠ Convinced
賛成してもらえたからといっても，腑に落ちて納得して行動しようと思ってもらえたわけではない

● Convinced ≠ Action taken
腑に落ちて納得してもらっても，実際に行動がなされるわけではない

● Action taken ≠ Achieved
行動が起こされても，成果がでたわけではない

■ まとめ

　リーダーシップを発揮することの原点は，私は「意図」にあると思います．こうしたいということがなければ，リーダーシップなど発揮のしようがないです．坂口医師には意図はあった．だからやろうとした．これが原点です．ここを潰してしまうと，何も生まれなくなってしまいます．この意図を持っているのかどうか，もしくは後輩を育てるときには，この人には意図があるのかどうかをみてあげていただきたいし，ご自身のこころの中でも少し対話をしていただくとリーダーシップ

を高めていくことに役立つかもしれません．

　そして今日のグループディスカッションの2つ目の問い，皆さんがリーダーシップを発揮するうえで感じていることはたくさんあると思います．

　今日議論していただいたこととか，最後私がお話ししたことについて，お悩みやご質問がございましたらお願いします．

■ 組織文化はどうして作るか？

I：田久保先生の「リーダーシップの原点は意図と志」というのは確かにそうだと思います．だから今回のケースの坂口医師は意図と志を持っているので，頼もしいと思うのですが，大学で教育しているとそれを持っていない人が結構多い．そういう人の扱い，意図を持たせるほうが彼らにとっても本当は楽しいのだけれど，と思いながらあまり介入しなかったりします．無理に言うとうるさがられたりします．意図を持っていない人が多いという自分の実感ですが，どう対応したらいいでしょうか．

田久保：グロービス経営大学院という場所は，能力開発をするよりも志を持つことが重要であるという，ある意味で不思議なことを言っているビジネススクールです．能力というのは自分ができなくても人から借りてくることができます．しかし意図や意志は人から借りてくることができないので，そこが重要であるということで，ビジネススクールで2年間かけて問いを投げ続けるのです．

　大学院に入ったときのオリエンテーションのときに聞くことから始めて，何度もそれを問いかけて，それを発表してもらって，クラスメートの前で話してもらうことをやり続けていきます．このようなプロセスを通じて，考えないとまずいとか，考えて生きている人がいたとき，考えないのはナシだな，ということに気づいてきます．中長期的にいうと，日本の医学教育の中に自分の個人的ミッションを考えるとか問われるとか，育てるということが組み込まれていかなくてはならないのではないでしょうか．記憶力の優れている人を集めて，さらに6年間記憶させている．それも必

要だとは思いますが，その傍らに意図や志がないとだめではないか．一般のビジネス・パースソンにも，言われたことはやるけど意志は持たないといったタイプの方はいらっしゃいます．私はそのことに，大いなる危機感を持っています．最近私が感銘を受けた広告が，三井物産の広告で，「その志で世界を変えよう」というキャッチコピーで，おびただしい数の社員の顔写真を地下鉄に貼りだして，われわれはこういう会社になるんだと宣伝しています．青臭さ，大事だと思います．

あとは繰り返しとトップ自らが語り続けることをどこまでやれるかが大事です．組織では，三角形のトップのすぐ下，つまり役員層はトップを見て生きています．その下の階層はその役員層を見て生きています．結果的に，リーダーシップの思考のパターンは企業の中では極めて似てきます．

だからミスをしなかった人だけが上に行く組織は，ミスを恐れる組織になります．一方トップが非常に研鑽している組織は，皆が学ぶ組織になります．社長自らが，逃げ切りセーフみたいな形でやっている会社は，専務も役員も皆，逃げ切りセーフモードになり，滅んでいきます．トップがどこまで志を本当に語るかは，緩慢かもしれませんが効いてくることは多分確かです．．

Ｉ：ありがとうございます．そこまでいくと組織文化になってきますね．言い続けて，失敗しても許して，ことばと行動が伴ってきてそれが繰り返して根付いていくと，組織文化が少しずつ変わってくるということですね．わかりました．

田久保：経営の有名なことばで，「Culture eats strategy as breakfast.」，文化は戦略を朝飯のように食べてしまう．どんないいストラテジーを作ろうが，どんないい計画を立てようが，結局文化に押しつぶされてしまうのです．

Ｉ：たしかに私たちは戦略に走りがちですよ．でもカルチャーのほうが強いのですね．組織文化の作り方のヒントをいただいたように思います．

田久保：結局やるのは人間ですからね．

■ ミドルからの改革は？

Ｊ：私はミドルマネジャーのポジションにいます．トップに改革意欲があまりないと感じられるときに，ミドルのポジションからどう改革の働きかけをしていくのがいいのでしょうか？タイミングを待つことは考えなくてはいけませんし，トップの好みを把握したうえでのボスマネジメントは総論としては分かるのですが，コメントいただけますか？

田久保：一番難しい企業の変革は，そこそこ収益が上がっているファミリービジネスです．これを変革するのは，極めて難しいと思います．潰れるリスクがない．ある意味うまくいっている．株もトップが持っている．動かすつもりはない．こうなると危機感を生み出す方法論がないので，これが一番難しいパターンです．変革しなくていいと思っているトップはいないかもしれませんが，あなたは５年くらいでやりたい．でもトップは俺の目の黒いうちは今のままでいいと思っているとすると，意外とリアルなオプションは，個人として場所を変えるということになってしまいます．もう一つは，外圧を持ってくる．この病院は今のところローカルな特殊な状況ではOKかもしれないが，将来的に考えるとこのような可能性があるということをご本人でなく第三者的なところからうまく吹き込ませる．私もファミリービジネスマネジメントにかかわったりしますが，部下の言うことを聞きたがりません．もし，院長や理事長の力が強いならば，うまく第三者的な人を連れてくることは企業ではよくやります．ただおひとりで行かないことです．犬死すると意味がありません．外堀を埋めていくことをやっていくべきだと思います．

Ｊ：院長も中間管理職的な要素があるので，もっと上のトップにアプローチすることもあると思うのですが，そこまで行くと距離感があって，難しいところもあるのですが，そのあたりコメントいただけますか？

田久保：会社でいうと，例えば，課長がいきなり常務にというのは基本的にコミュニケーション・パスがないパターンだと思います．この部長を動かすと，この執行役員が動かせて，ここまでたどり着ければ取締役会に話を持っていける．自分は直接取締役会にはいかないが，縦筋でどういうネットワークを作っていくのかを戦略的に考えるのがミドルからの変革を押し進めるパターンだと思います．この道筋を2つくらい作っていくのがいいと思います．1個だとこの人が潰れると，軒並みこの道筋全部潰されます．本当のトップにたどり着ける道筋を意図的に2本くらい作られるといいのではないでしょうか．

J：ありがとうございます．大変勉強になりました．

■ 人材の流動性

K：私は30年同じ場所にいて初めて異動したのですが，外から見て非常に力があると思われている人が，組織内で評価が低いのが特に医療界では多いような気がします．異動の流動性を高め気軽に場所を移ることがあってもいいのかなと思います．総合診療の医師は病院特異性があって，場所にこだわり使命感を持っている人が多いです．人材に流動性があることが組織の人材を大事にする指標になるのかもしれません．そこは私たちも考え方を変えなければならないように思います．

田久保：たとえばサンフランシスコも最近IT系企業でもリストラが多いようですが，以前サンフランシスコの起業家に聞いたのは，長い間GAFAMにいると，ダメな奴という烙印を押される．つまり，誰からも引っ張ってもらえない人とみなされる．最先端の人たちは優秀な能力を発揮するための場所を求めて行く．これは極論ですが，同じところで頑張ることは大事ですが，多様性も認められる社会にならないといけないということはビジネス界でも言われています．退職金もないし，そのほかのフリンジベネフィットはあまり出さないが，働いてくれた分だけ給料出すというようなことをやり始めている企業も日本でも，出てきています．多様な働き方の幅が広がることは医療界でもあるのだろうと思います．

第2章
医師のキャリアと傾向性を知る

和足孝之　ミシガン大学医学部内科 / 島根大学附属病院総合診療医センター

　私からは，リーダーシップを語るときには不可欠な私たちの「自分自身の傾向性」についてお話しさせてください．例えば，私はどうしてこのようなキャリアになってしまったのかわかりませんでした．また普通の専門領域のように道が決まっていない総合診療の道に進むべきかどうか悩んでいた時期がありました．

　まず総括しますと，Box 1（p13）の参加者事前アンケートで参加した目的で一番多いのはチームビルディングの方法でしたね．どのようにして医療現場で周りの人を育ていいチームを作りあげていくかについて皆さん求めていることがわかります．そしてこれは多くの医療現場における真の需要であると思います．

　一つの分野や一つのセッティングだけに長く視点，視野，視座が固定されてしまうと，診療や教育や研究の考え方が変わってきます．往々にして隣の組織や診療科，また隣の病院がライバルとして見えてきます．もっとひどい例として，他科からすれば皆同じような医師にしか見えない総合診療医の間でも，ほんの少しプラクティスの違いや，学問の興味が違うだけでまるで敵のように見えてしまったりすることがあります．これは，おそらく同じ場所で貢献しつづけることがかえって視点・視野・視座が固まってしまう，気づきにくい一つの弊害です．大学は大学の価値があり，大学がやらなくてはならない仕事がある一方で，クリニックはクリニックの価値があり，役割があります．実際に働いたことが無いとその視点はわかりにくいことがほとんどです．昨今の"総合診療医論"の議論の多くはこの根本的な問題が関与しているかもしれません．

　このように今日参加された皆様の理由は多種多様でありまして，環境によって必要となってくるリーダーシップやマネージメントの学びは変わってくるのではないかと思います．

　私の経験を語ると，プロジェクトや診療業務で躓いたときには田久保先生等が発表されているグロービス経営大学院の書籍はほぼ読みました．他にはYouTubeを用いて導入を勉強しました．また，今では海外のトップスクールが提供している無料の良質な授業（edXやCousera）があるので，それらで勉強するといいと思います．最近では，私が神本として尊敬しているSanjay Saint先生らの「医療者のためのリーダーシップ30の極意」（カイ書林，2022）がおすすめです．

■ 医師キャリアパスウエイの傾向性

　さて，今日は医師としての自分の傾向性を見極めるために，自分の強みと弱みをみなさんで考えてみようと思いました（Box 4）．

　有名なキャリアの傾向性の分類（Box 5）を用いれば，医師の傾向性はこの4つのタイプの掛け合わせではないかと考えることができます．真偽は置いておいて，これは面白いです．

BOX 4　第2章のメッセージ

医師としての自らの傾向性を
見極めるために，

自らの強みと弱みを知ることが大事

医療界のリーダーシップに活用する

1) Linear 型：組織の階層を上へ上へ登っていくことを重視するタイプ．往々にして古典的大学病院人事などを好む医師には多いかもしれない．

2) Expert 型：専門分野の知識，技術を高めることを重視するタイプ．

　みなさまもお気づきになられたと思いますが，大学病院にいるといかに 1) と 2) の組み合わせが多いかと思います．なぜでしょうか？それがその医師のキャリアの傾向性だからだとも言えます．このような自分自身や他者の傾向性を認識できると，医師の診療科間のコンフリクトでも冷静に判断しやすく，リーダーシップを発揮するために重要です．多様な診療科の医師とコミュニケーションをとるときや，根回しをするときにも，このタイプと傾向性を客観的に考えると交渉しやすくなります．

そして，

3) Spiral 型：定期的に関連する職業や分野経験しながらゆっくりと成長していくタイプ．

4) Transitory 型：好奇心に赴くまま一見全く異なる分野でも短期間に頻繁に移動するタイプ．

　今日ご参加の先生は，自分の周囲を見ていると Spiral 型，Transitory 型が多いと感じられたのではないでしょうか？このように考えてくると，Linear と Expert 型が病院組織ではリーダーポジションである管理職，つまり上昇方向へとベクトルが向かいやすくなります．医療職は元々が専門家の集団であり，Expert 型が圧倒的に多くなります．Linear と Expert 型がメインの医師の集団の中では，Spiral 型，Transitory 型の医師は特殊な考え方を持っていると思われやすくなるのかもしれません．しかし，私は VUCA の時代にこそこのような Spiral，Transitory 型の医師が活躍すると信じています．最近の大学教員をみてもこれらのタイプの医師が増えてきているように思います（統計的なデータはありません：笑）．

　実際にグロービス経営大学院研究科長の田久保先生とのお話しでも，総合診療医がリーダーシップやマネジメント，経営学的な手法を身につけるために MBA プログラムに入学されてくる人も多いと聞きます．私たち総合診療医は学問的にも横断的，俯瞰的な要素が強く，学習の興味や診療上の傾向性的にも Spiral 型，Transitory 型の要素を強く持っているからなのではないかと思っています．

BOX 5　医師キャリアパスウェイの傾向性 ― 日本でほとんど知られていないこと

Linear 型：組織の階層を上がっていき，より大きな責任と権威のあるポジションに就くことを好むタイプ．上昇志向，伝統的男性社会や大学に多いか？！維持と高い独立性．

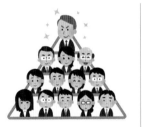

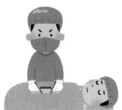

Expert 型：ある領域のみに専念し，その専門分野の知識ないし技術／手技のみを身につけることに重点を置く．伝統的な上昇志向は少ない．しかし，自分の生活の安定と能力を研ぎ澄ますことに注力する．

Spiral 型：定期的（7 年から 10 年）に関連する職業や分野，複数の専門分野を生涯にかけて進行型；それらの領域で高い能力を達成するのに十分な時間が必要；モチベは高い創造性と自己成長を重要視．

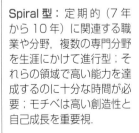

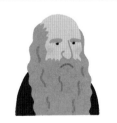

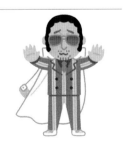

Transitory 型：一見全く異なる関連性の乏しい分野へ頻繁に（3 年から 5 年）移動する，非伝統的仕事を好む．動機は多様性の維持と高い独立性．

Kenneth R. Brousseau, Michael J. Driver, Kristina Eneroth and Rikard Larsson. Career Pandemonium: Realigning Organizations and Individuals. The Academy of Management Executive (1993-2005) , Nov., 1996, Vol. 10, No. 4, Careers in the 21st Century (Nov., 1996), pp. 52-66

■ 自分はどのような傾向性があるでしょうか？

　Expert, Linear, Spiral, Transitory 型の傾向性で分類したときに，医師はどのようなことを自らのキャリアやリーダーシップを考えるとよいでしょうか（Box 6）.

　表をみながら参考にしてほしいです. Expert 型の医師が目指すべきは，診療のクオリティ，効率や効果が高く，安全性が向上することを重視することを考えながらトレーニングしていかなければなりません. 逆に Spiral 型の傾向性が多い総合診療医は多様な知識やスキルを身につけて，クリエイティブ，チームワーク，プロジェクトベースと言った概念に当てはまる活躍の仕方を考えていく必要があります.

　Transitory 型の医師は短期間で移動するので圧倒的なスピード感とネットワーキングによって飛び込んだ環境から学んでいかなければならない. AI 技術との融合，我が国の社会保障維持の困難性，医療者のバーンアウト，最近では COVID-19 によるパンデミック云々，ほんの少しの未来も予測しにくい時代に，今後社会に必要になってくる医師のタイプとして私は Spiral, Transitory 型の医師も需要が高いのではないかと思っています.

BOX 6　必要となってくる能力と向き不向き

Expert	Linear	Spiral	Transitory
Quality	Leadership	Creativity	Speed
Commitment	Competitiveness	Teamwork	Networking
Reliability	Cost efficiency	Project	Adaptability
Specialization	Management	Skill diversity	Fast learning
Stability orientation	Profit orientation	Development orientation	Change orientation

	Expert	Linear	Spiral	Transitory
Expert	Serious (but wrong)	知らないことでも決めてしまう	集中力の欠如	万能選手
Linear	マネージメントが下手	数字，評価主義	コンパスのない旅	人生絶望的
Spiral	専門を持ちすぎる	キャリアのために自己犠牲	刺激的な人	柔軟しかし時間の無駄も
Transitory	頑固に狭い分野	従来型キャリア志向	柔軟だけど要注意	自由人

■ Spiral型, Transitory型要素を生かして (Box 7)

さて，私はSpiral型，Transitory型であると認識していますので，医学や専門分野を越境して日本の医学界のリーダーポジションである日本の医学部長と病院長を全部調べてみました．結果は，100％男性でした．そして多様性が乏しく，ほぼ全員が実験基礎医学で学位を取得されていました（N,B）．これは世界的に見るとかなり異質です．

MPH（公衆衛生学修士），MBA（経営学修士），MHQS（医療の質・安全学修士）に興味がある先生がリーダーシップやマネジメントスキルを持って病院経営するのであれば，学問の興味と実務が重複しており親和性は高いかもしれません．しかし日本では百何十年前にドイツ実験医学の源流を輸入して以降，当初作り上げたシステムは変わらず今も脈々と受け継がれています．

■ 初期研修医が選ぶ基本19領域を調べてどれくらいDiversity & Inclusionを調べてみよう！(Box 8)

日本の19の領域学会で総合診療の学会はジェンダーや年功序列バイアスの問題の視点でみたときにどうでしょうか？実は，我々総合診療の基幹学会である日本プライマリ・ケア連合学会は女性理事の割合が多いです（Box 9）．逆に全体の女性医師割合が多い眼科や産婦人科では女性理事の割合は高くありません．次に，Box10「我が国の基本19領域学会の役員卒後年数」をご覧ください．理事の卒後年数を調べてみると，Diversity & Inclusionを重視している総合診療は，ほかの診療科と比べて年代の幅が広く若い理事も就任しており働きやすいのではないかと思います．このように，我々は俯瞰的かつ横断的な視点をもって，医学界のリーダーシップ論についても研究をしていく必要があると思います．

今日はリーダーシップマネジメントを学ぶ会を開催しましたが，リーダーシップマネジメントに正解は一つではありません．医療界の中でリーダーのポジションにつきやすい医学生や医師にたいして，将来的にはこのような学習の場を教育の中に組み込んでいく必要があります．なるべく早い段階で，医学部の正規カリキュラムの中にリーダーシップマネジメントを含めていくことが必要でしょう．その先駆けとして，皆様に協力いただいたディスカッションをムック版で発表させていただきたいと願っています．

BOX 7　Spiral 要素を生かして

Academic medicine in Japan is an extremely *non-diversity* environment.

Dominated by self breeding (graduated the same medical school)

Dean of Faculty of Medicine → University Hospital Director → 100% Men and Ph.D.

99 % from Basic laboratory Medicine.
None (MPH, MBA, MHQS, etc.)

Watari T, Tokuda Y. Japan: reform leadership in clinical medicine. Nature. 2022 Nov;611(7934):33.

BOX 8

初期研修医の先生が選ぶ基本19領域学会を調べてどれくらいDiversity & Inclusionを調べてみよう！

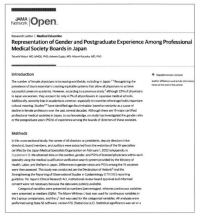

Watari T, Gupta A, Kataoka H.JAMA Network Open. 2022;5(12):e2247548. doi:10.1001/jamanetworkopen.2022.47548 (Reprinted)

References

1) Cousera：https://www.coursera.org/

2) edX：https://www.edx.org/search?tab=course

3) 医療者のためのリーダーシップ 30 の極意，カイ書林，2022.

4) Kenneth R. Brousseau, Michael J. Driver, Kristina Eneroth and Rikard Larsson. Career Pandemonium: Realigning Organizations and Individuals. The Academy of Management Executive (1993-2005) , Nov., 1996, Vol. 10,

No. 4, Careers in the 21st Century (Nov., 1996), pp. 52-66

5) Watari T, Tokuda Y. Japan: reform leadership in clinical medicine. Nature. 2022 Nov;611(7934):33.

6) Watari T, Tokuda Y. Rapid response: Women leaders should take the lead in health care policy decisions in Japan. BMJ. 29 October 2022. (URL: https://www.bmj.com/content/379/bmj.o2469/rr)

BOX 9　我が国の基本 19 領域学会の役員男女比率

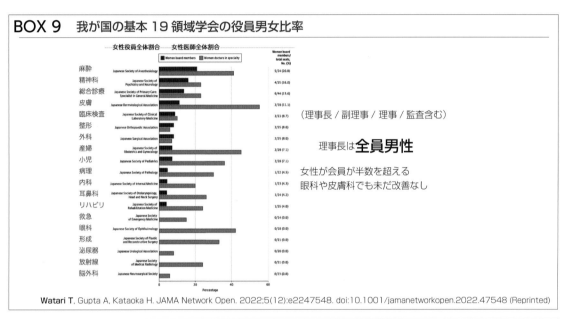

Watari T, Gupta A, Kataoka H. JAMA Network Open. 2022;5(12):e2247548. doi:10.1001/jamanetworkopen.2022.47548 (Reprinted)

BOX 10　我が国の基本 19 領域学会の役員卒後年数

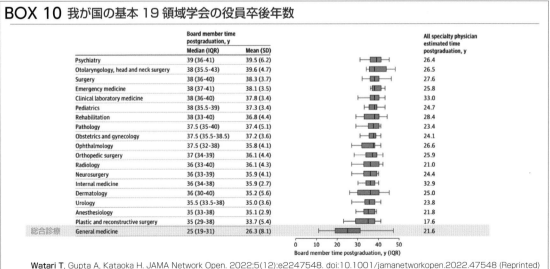

Watari T, Gupta A, Kataoka H. JAMA Network Open. 2022;5(12):e2247548. doi:10.1001/jamanetworkopen.2022.47548 (Reprinted)

依頼論文
医療現場に必要なリーダーシップ・スキル

2.

依頼論文 1

病院の理念

白石 吉彦
Yoshihiko Shiraishi　MD

隠岐広域連合立隠岐島前病院 / 島根大学医学部付属病院総合診療医センター
〒 684-0303　島根県隠岐郡西ノ島町美田 2071-1
email：wst123jp@yahoo.co.jp

Recommendations

- ・病院の理念を今一度よく読む.
- ・病院がカバーする地域を知る.
- ・病院の役割を考える.
- ・病院の理念が実践されているかどうかを考える.

Highlight

　現在，全国に約 8,000 の病院が存在する[1]（Box 1）. いろいろな設立主体が様々な目的で開設し，運営している. 病院の理念は，その病院がなぜ存在し，誰を対象に，どのような価値を提供するのかを示す重要な要素である. 理念は，病院の使命（ミッション）やビジョン，価値観を表現し，組織全体の方向性を定める役割を果たす. 病院では多様な職種の職員が勤務し，価値観の共有や組織文化の醸成，外部評価や対象住民，患者による信頼の構築が必須である.

Philosophy of hospital

There are roughly 8,000 hospitals in Japan today. Various kinds of founders run them with a variety of purposes. The author touts that the philosophy of hospital is the most significant element to show the hospital's reason for being, to whom they provide and what kind of value. The philosophy can express the hospital's mission, vision and values, with playing a role to decide the direction of the system as a whole. In the hospital, a lot of different kinds of staff work, so that it's crucial to achieve aims such as sharing their values, fostering the system's culture, external evaluation and the building of trust with the community and patients.

Keywords

　理念（philosophy），設立主体（founder），使命（mission）[1]，ビジョン（vision）[2]，価値（credo）[3]

Rule

- ・病院ごとに設立主体があり，それぞれの理念がある.
- ・病院の理念は使命，ビジョン，価値観を表す.

Challenge case「病院の理念」

15,000 人の人口を抱える離島における唯一の100 床を有する自治体病院[2]で総合診療医である武藤は外来,病棟管理,訪問診療をこなしている.病院の現在の医業収益の状況は厳しい.病棟稼働率は8割弱,入院単価も同じ規模の他の病院と比較して低く,自治体からは常に病院経営のことを念頭に置くように指導されている.

武藤の外来に通院している筋萎縮性側索硬化症のA氏(58歳男性未婚)はこの10年の間に徐々に筋力低下し移乗は介助が必要,最近は息苦しさを訴えるようになり,酸素飽和度の低下が認められるようになってきた.自宅では85歳の高齢母親と二人暮らしで,今後の母親への介護負担や療養場所の心配から気管切開や胃瘻の処置は決断しかねている.今回,医療ソーシャルワーカーを交えた話し合いがもたれた.A氏の希望は母親が生きている間は気管切開,人工呼吸をつけてでも命を繋いでいたいと思う,とのこと.そして,そのときの療養場所はどこになるのか?という疑問を提示された.

武藤の勤める病院は,100 床すべてが急性期患者向けであり,長期療養用のベッドはない.また島内には人口呼吸器に対応可能な施設はない.

Leadership skills

武藤はいったん,その話をもち帰り,内科部長に相談をした.内科部長の見解は,現在の経営状況を考慮すると,一般病床で長期入院の患者を受け入れることは困難であり,本土の長期療養できる病院または施設を勧めるのが良いとのことであった.しかし,そもそもA氏の希望は年老いた母のそばにいることが目的であり,気管切開,人工呼吸器になり,本土に行って離れ離れでは意味がない.島にいるからこそ母が面会に来たり,外出で会うことができるというものである.

Troubleshooting

武藤は深く考え込んだ.我が病院の真の使命は何か.「この島の住民に安心の医療を提供する」というフレーズが浮かぶ.そもそも自治体病院は住民のための病院である.継続して医療を提供し続けるためには健全経営は必須である.しかし,現在の急性期病床しかなく長期入院はできないといったことより上位の概念が理念のはずである.この理念を達成するために,必要なことは時には病床再編かもしれないし,在宅と入院医療とのさらにスムーズな移行かもしれない.

武藤は時間をもらい,病院幹部職員にプレゼンを行った.現場で長期医療ケアの需要が存在すること,そして医療経営部の協力を得て一部病棟の再編を進め,地域包括ケア病棟や療養病棟をケアミックスの形で設立する場合の財務試算などを説明した.自治体病院では赤字補填は自治体からの繰り入れで行われ,常に自治体からの圧を受けていたこともあり,経営改善の切り口で病棟再編の検討会が始まった.

Future tasks

BOX 1　開設者別にみた施設数及び病床数

	施設数
総数	8152
国　厚生労働省	14
独立行政法人国立病院機構	140
国立大学法人	47
独立行政法人労働者健康安全機構	32
国立高度専門医療研究センター	8
独立行政法人地域医療機能推進機構	57
その他	18
都道府県	188
市町村	599
地方独立行政法人	129
日赤	91
済生会	82
北海道社会事業協会	7
厚生連	98
国民健康保険団体連合会	−
健康保険組合及びその連合会	7
共済組合及びその連合会	39
国民健康保険組合	1
公益法人	188
医療法人	5658
私立学校法人	113
社会福祉法人	201
医療生協	79
会社	26
その他法人	207
個人	123

　依然としてＡ氏の医療依存度が上がるまでに，長期入院や自由にレスパイト入院ができる体制になるかどうかが不明である．ただ，武藤の行ったプレゼンで，この目の前のＡ氏のために何ができるか考えたときに，「理念」をもって訴えたことは職員の中でもインパクトを与えた．壁にかかっているだけで，あまり真剣に内容を考えたことのない職員も，この言葉の持つ意味を考えるようになった．

　さらに今後は病院の世紀 [3] から地域包括ケアの時代へ移行していく今，真に必要とされているものは何か．それを担うのはドクターかナースかはたまた他職種なのか．今後，本気の意味での病院の理念が問われている．

▌Glossary

1 ミッション（Mission）： ミッションは組織が何を達成しようとしているのか，その存在意義と目標を示す．

2 ビジョン（Vision）： ビジョンは組織が将来どうなりたいと考えているかを示す長期的な目標や夢である．ビジョンはインスピレーショナルな要素を持つことが多く，組織のメンバーや関係者が共有する理想の未来を描く．

3 クレド（Credo）： クレドは組織の信条や価値観を表すもので，組織がどのような行動を重視し，どのような態度を取るべきかを示す．クレドは組織の文化を形成し，行動の基準となる価値観を示すことで，組織内部でも外部でもその組織が何を大切にしているのかを明確にする．

▌References

1)　厚生労働省動態調査 (令和 5 年 1 月末概数) https://www.mhlw.go.jp/toukei/saikin/hw/iryosd/m23/dl/is2301_01.pdf
2)　伊関友伸．自治体病院の歴史 – 住民医療の歩みとこれから，三輪書店，2014．
3)　猪飼修平．病院の世紀の理論，有斐閣，2010．

依頼論文 2

戦略的思考

齊藤 裕之
Hiroyuki Saito　MD,MBA

山口大学医学部附属病院　総合診療部 准教授
〒 755-8505　山口県宇部市南小串 1-1-1
email：h-saito@yamaguchi-u.ac.jp

Recommendations

・問題解決的思考が問題からのアプローチに主眼を置くのに対し，戦略的思考は目指すべき状態に対する強い志向性が起点となる．
・その強い志向性が目標となり目標を達成するための仮説・戦略を描く能力が戦略的思考の重要な構成要素となる．
・過度な労力を必要とせず，対立を生じさせずに目標達成を実現することが，優れた戦略の不可欠な条件となる．

Highlight

　仕事を含めた日常生活には，様々な問題が発生しており，私たちはそれらの問題を解決するために多くの時間を割いている．問題解決的思考は，仕事の効率化，スタッフの働きやすさや職務満足度には貢献するが，それだけでは私たちのなりたい未来には近づくことはできない．戦略的思考は，私たちのなりたい未来を実現するための仮説・シナリオを描くことであり，多忙な日常生活に道筋を与えてくれる．加えて，働き方改革など未来の働き方が再考されている今，現場スタッフの過度な労働を前提にする戦略は歓迎されない．頑張り過ぎず，戦わずしてなりたい未来を獲得することが，よい戦略の条件となる．
　本稿では，医療従事者の視点から戦略的思考の重要性について提言をする．

Strategic thinking

As there are always a deep well of problems in daily life including routine work, a lot of time is necessary to solve them. An effective problem-solving way of thinking contributes to effectiveness of work, a comfortable working environment for staff and job satisfaction, however that's not enough to achieve the desired future. On the other hand, strategic thinking means to design a hypothesis or scenario for the ideal future, providing the meaning to our busy daily lives. Furthermore, in the era when work style should be reconsidered including work style reform, the strategy which premises overwork of field staff will not be welcomed. To bring about the desired future neither overdoing it nor causing conflict is a condition for a good strategy. The author recommends the significance of strategic thinking from the view point of a healthcare professional.

Keywords：：

戦略的思考（strategic thinking），目的重視（intent focus），仮説主導（hypothesis driven）

Rule

・戦略的思考は，リーダーシップを発揮するための一要素であり，習得可能である．
・戦略的思考は，現場の問題解決から考えるのではなく，なりたい未来から考える．

Challenge case「新規入職医師の伸び悩み」

山本は都心で内科の専門研修を完了し，指導医としての経験も積み重ねてきた．彼は若手医師の育成を通じて地域社会に貢献したいとの志を持ち，10年ぶりに故郷の病院に職場を移した．山本が赴任した病院は，地方都市に位置する300床規模の臨床研修病院で，これまで研修医に対する魅力が不足し，毎年のマッチングプロセスでは定員を満たすことが難しい状況が続いていた．山本は，着任後に研修管理委員長となり，これまで通り研修医の指導を始めたが，数年経っても入職する研修医の数は伸び悩んでいた．病院もまた，研修医の報酬の増額，ウエブサイトの刷新，教育的イベントの実施など複数の提案を山本と共同で推進していたが，スタッフの業務量と疲労が蓄積する一方で成果が見えず，それが課題となっていた．新規入職医師の増加が見られないことが，救急外来のスタッフ配分や当直システムの維持に問題を引き起こし，病院の運用に支障を来す状況になっていた．

◆ 初期研修医へのヒアリング

山本は研修管理委員長に就任すると，初期研修医たちに「なぜ，当院は医学生から人気がないのか？」という主旨のヒアリングを行った．彼らからは，給与が安い，現行のホームページでは初期研修プログラムの内容が分かりづらい，勉強会の数が少ないなどの意見があったため，山本はすぐに現行の問題解決に取りかかった．具体的には，病院管理者と研修医の給与増額の交渉，ウエブサイト刷新のための費用の確保を行い，さらには院内の指導医に研修医対象の教育的イベントの開催を呼びかけ，年間50回の勉強会を開催すること

ができた．

しかし，数年経っても入職してくれる研修医の数は伸び悩み，山本には次に打つ手がなく困っていた．院内勉強会の準備は，事務スタッフが他の仕事の合間に手伝ってくれていたが，先日，その事務スタッフから「仕事量が増え，もうこれ以上は手伝うことは難しいです」と言われてしまった．就任当初から手伝ってくれた事務スタッフも残業が続き，疲労が蓄積していた．

◆ どのような医師を育成したいのか？

初期研修医の獲得がうまくいかないことを病院長に相談したところ「そもそも，どんな医学生が当院を研修先として選んでくれるのだろうか．研修に関して当院だけに秀でた特徴は何だと思う？しかも，それが医学生から受け入れやすい特徴だとなおよいのだが…．」と問いかけられた．山本は，自身が地域医療を支える内科医としての自負もあったため「うちを選んでくれる人は，地域医療に貢献したいと考えている内科医志望や他の領域に進んだとしても基本的臨床能力を身に付けたいと思っている医学生でしょうか．当院にしかない研修の特徴は…」と言葉を詰まらせてしまった．

Leadership skills

◆ 問題解決型思考と戦略的思考

先の事例のように研修医の獲得に苦労している臨床研修病院は少なくないだろう．どの病院も多くの研修医に集まって欲しいと願っているが，一体どのような方法で実現すればよいのだろうか．給与を上げる，研修医募集のウエブサイトを整える，研修医対象の勉強会を増やすなど様々なアイデアが浮かぶかもしれない．しかし，これらのア

イデアには共通した３つの欠点がある．１つは，目的実現までの仮説・シナリオがないこと．２つめは，分析が不足していること．３つめは，場当たり的な対応のため，成果を現場の努力に依存していることである．

一見，理に叶っていそうな上記のアイデアも，研修医が集まらない原因はそもそも給与額ではない，ホームページの内容以前に臨床研修病院として学生に認知されていない，勉強会を増やしても研修医の出席率は著しく低かったのであれば，せっかくの努力も空振りに終わってしまう．しかも非効率な対応を続けることで，スタッフの時間と労力を奪われ，成果が出続けないことで仕事への意義までも失いかねない事態に陥ってしまう．

実は，山本らが行った研修医へのヒアリングは，問題解決的思考のアプローチであり，研修医が不満と感じている研修環境（外発的要因）を整えることで，彼らの不満足を短期的に解消するには効果的である[1]．しかし，このアプローチは，現場の問題解決が目的となっており，研修医に選ばれる病院になりたいという長期的な目的を実現するためには実は不十分であり，そのためには後述する戦略的思考が必要となる．

我々の日常生活はこの問題解決的思考に追われていることが多く，長期的な目的を実現するためには戦略的思考に時間を費やす必要があることを知っておきたい．BOX1に，それらの違いを示す[2]．

◆ 戦略的思考の起点は「強い想い」

戦略的思考は，長期的な目的を実現するための仮説・プロセスである．では，その「長期的な目的 Goal」とは何だろう．事例の山本らは，研修医の数を増やしたいという目的を掲げているが，それが本当に実現したい最終的な目的なのかを再検討する必要がある．

目的を設定するうえで考慮すべき要素として，組織のビジョンや強い意志が反映されていること，仕事を推進するうえで最終的な到着点であること，意思決定を行う際の指標や基準となること等が挙げられる[3]．

更には，目的（Goal）と目標（Objectives）の違いを理解しておくことも重要である．BOX 2 ではその違いが説明されている．目標とは，目的を達成するためのプロセスであり，１つ１つの目

BOX 1　戦略的思考と問題解決的思考

戦略的思考	問題解決的思考
目的から考える	問題・現状から考える
中～長期的に行う作業	短期的な作業
目的の実現がゴール	問題の解決がゴール

2)の参考資料を参考に筆者が改変

BOX 2　目的と目標の違い

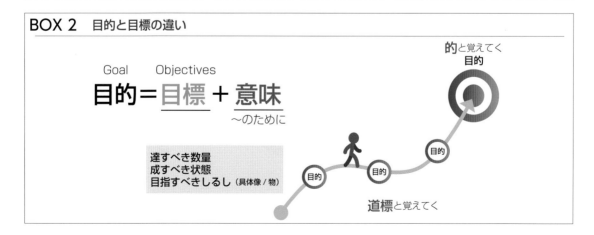

標を達成することで，結果的に目的を達成するという位置関係にある．目標を設定するうえで考慮すべき要素として，現場や日常の方向性を示し，可視化し，達成可能であり，測定可能な目標を設定することが動機づけに繋がり，チームの団結力が強化されること等が挙げられる[3]．

先の事例の山本らが，研修医の数を増やしたいと掲げていたことは「目標（Objective）」であることに気づいた．目標を達成し続けたその先の未来をメンバー間で話し合った結果，自分たちの研修施設で学んだ研修医を多く輩出することで，住みよい地域社会を創ることを「長期的な目的（Goal）」とした．メンバーの中には，地元出身者，その地域で家族の介護を行っている人もおり，その目的に共感した様子もみられた．

◆ 戦略とは目的を実現するために「仮説・シナリオを描くこと」

戦略の定義は多種多様であるが，本稿では，長期的な目的を実現するために「仮説・シナリオを描くこと」と定義する．この仮説・シナリオを適切に描き出すことが，戦略的思考の実行において極めて重要な要素である．

目的（Goal）は，前述の通り抽象的な性質を持ち，測定することが困難な内容に設定される傾向

があり，それを実現するための目標を段階的に描く必要がある（BOX 3）．その達成に向けたプロセスとして，①目的（Goal）の設定，②現状の客観的な認識が必要となる．現状を理解するためには，目的（Goal）を実現するために必要なリソースを洗い出しと，「存在するリソース」と「不足しているリソース」の認識が必要である．ここで注意するべき点は，自組織に「存在するリソース」だけに注目して途中の目標（Objective）を設定しようとすると無意識に制約を置いてしまい，かえって目的 Goal までの道のりが遠くなってしまう．何でも自分の力だけで頑張ろうとしない方がよいということである．むしろ「不足しているリソース」に注目して，その調達方法を考えることが，戦略的思考の実践には有効であると言える．また，そのリソースが必要であるか否かの判断は，自組織が顧客に提供したいものではなく，顧客が欲しがっているものを優先するとよい．特に自組織のリソースへの強い思い入れがあると，自組織の良い点ばかりを伝えようとする傾向となりがちだが，顧客がそのリソースを求めていなければ，最終的にはそのリソースは利用されないという結果に繋がる．これらの視点を考慮して自組織の現状を評価した後，③目的（Goal）との差を埋めるために到達可能な目標（Objective）を設定する

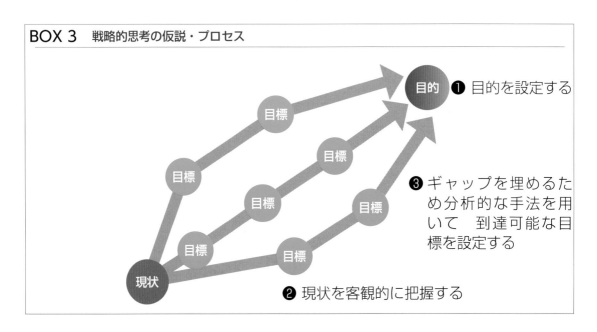

BOX 3　戦略的思考の仮説・プロセス

目的　❶ 目的を設定する

❸ ギャップを埋めるため分析的な手法を用いて　到達可能な目標を設定する

❷ 現状を客観的に把握する

ステップに進む[2].

　以下，仮説・シナリオを描く際にポイントとなる点を挙げておく[4].

・主観に頼るのではなく，可能な限り顧客のフィードバックや客観的なデータに基づいて仮説・シナリオを構築する.
・現有の戦略理論やマーケティングアプローチなどの理論的枠組みを活用し，仮説・シナリオの結果を予測する.
・既存の理論的枠組みだけでは埋まらない仮説・シナリオの箇所は，持論で補っていく
・1つではなく複数の仮説・シナリオを描くことで，仮説同士を競わせる
・生成した仮説・シナリオが目的の 達成に寄与する内容かどうかを，反復的に確認する.

　仮説・シナリオを作成する過程は，その本質上，絶対的な「正解」が存在しないという前提を持つ. そのため勇気のいる作業になるかもしれない. どんなに洗練された仮説・シナリオでも，手順通りに行うことで成果をあげられる保証はなく，途中で修正が必要になることも多い. また，様々な障壁や抵抗を受けることもあり，心折れる場面もあるかもしれない. しかし，仮説やシナリオを描かずに課題に取り組むことは，地図とコンパスを持たずに航海に出るようなものだ. 批判や反対意見を恐れずに完全に描き出すことが重要となる.

◆ 過度な労力を必要とせず，対立を生じさせずに目標達成することが，よい戦略の絶対条件

　最終的に，適切な戦略の必要条件を紹介する. 戦略的思考を用いることで得られる利点の1つは，成果が現場の努力に依存することを避けられることにある. 前述した通り，課題に対するアイデアは無数にあるが，それら全てを一つずつこなしていくことは非効率であり，有限であるスタッフの時間と労力を蝕んでしまう. 仮に上司が，目的や目標を伝えたうえで「あとは皆さんの努力次第です」と伝えたとしたら，そこに戦略は存在していない. また，上司から具体的な戦略を告げら

れても，それが過度な頑張りを前提としていたり，極端に困難で解決不可能な内容であると，スタッフへの負担は大幅に増大する. よい戦略の条件は，成果が伴う確率が高いだけではなく，スタッフにとってやるべきことがシンプルで分かりやすい，やるべきことに無理がないことも大切である. 過度な労力を必要とせず，対立を生じさせずに目標達成することが，よい戦略の条件であることを忘れてはならない.

▌Troubleshooting
◆ 目的・現状の見直し

　院長への相談を終えた山本は，自分が地域医療を支える内科医志望を育成することにこだわり過ぎていたと感じた. 山本が職場を移して地元に戻ってきた理由は，内科医を育てることだけではなく，若手医師の育成を通じて地元の医療に少しでも貢献したいとの想いがあったからだと当時を振り返った.

　院長からは，この数年間で院内の指導医たちの教育に対する意識が上がっているので，これは当院が誇る新たなリソースになっていると伝えられた. そういえば自分だけではなく，多くの指導医たちが研修医の成長に対して親身になってサポートしている光景をよくみかける. 更に指導医の出身大学やこれまでのキャリアは様々であり，大学の医局人事だけに頼っていない指導体制は，地元大学に入局を強要されない雰囲気になっており，研修医にとっては過ごしやすいと評価を受けていた.

◆ 仮説・シナリオの組み立て

　山本は，地元大学の医学教育センターがまとめた，医学生の志望科と進路希望の資料に目を通した. その資料によると医学生の3割が研修病院を選ぶ時点では，具体的な志望科を決めていなかった. また，医学生の4割が初期研修を修了した後も地元に残り，地域医療に貢献したいと考えていた.

　現場のリソースと資料のデータを踏まえて，山本らの研修管理委員会は「具体的な志望科は決め

ていない」,「地元の地域医療に貢献したい」とい
う2軸に一致した医学生にターゲットを絞り, 研
修期間中は臨床能力の向上だけではなく, キャリ
ア支援にも重点を置いた臨床研修病院としての方
針を決めた.

その方針に関して医学生からは次のような反応
だった.「日頃から専門は何を目指しているの？
と聞かれることが多く, 決まっていないと返答に
困っていました. まだ志望科を決められていな
いことを気軽に発言でき, 2年間の研修期間中に
キャリア支援を様々な領域の先輩医師から受けら
れる仕組みは, 他の病院にはないので嬉しい. ど
うしても, これまでのキャリア相談って陰でコソ
コソ動かないといけない印象があったので（苦
笑）.」

山本らは, この方針が本当に医学生たちの胸に
響くのかという不安は拭えてはいないが, 先ずは
この仮説・シナリオを試してみようと決断した.
この目標の先には, 自分たちの研修施設で学んだ
研修医を多く輩出することで, 住みよい地域社会
を創ることを彼らは実現しようとしている.

Future tasks
◆ ビジネス能力を学ぶ時期

近年, 医療業界では, 戦略的思考に限らずビジ
ネスの能力を習得する必要性が高まっている. 医
師が習得するべき項目は医学, 研究, 教育など多
岐にわたっているが, ビジネス能力を医師キャリ
アのどの時期に学び始めるのがよいのだろうかと
いう議論は今後の注目点となり得るだろう.

Reference

1) Herzberg, F. One More Time: How Do You Motivate Employees? Harvard Business Review. 1968 ; 46 : 53-62.
2) 三坂健. 戦略的思考トレーニング, PHP ビジネス新書, 2021.
3) 日本総合研究所 経営戦略研究会. 経営戦略の基本, 日本実業出版社, 2008.
4) 石川淳. リーダーシップの理論, 中央経済社, 2022.

依頼論文 3

ジェネラリストリーダーのための 内部資金・外部資金獲得の重要性と実践

和足 孝之
Takashi Watari MD, MHQS, Ph.D

ミシガン大学医学部内科 / 島根大学附属病院総合診療医センター
〒 693-89501 島根県出雲市塩冶 89-1
email: wataritari@gmail.com

Recommendations

- ・リーダーにとって資金獲得能力は自部門発展のための必須スキルである.
- ・資金獲得のためには，視点・視野・視座を調節できることが必須である.
- ・インセンティブとリソースの充実を満たせば，組織の拡大は加速する.

Highlight

　変革を推進するリーダーにとって資金調達のスキルは必須となる.成功する変革は,5つの要素(ビジョン，スキル，インセンティブ，リソース，アクションプラン)を備えている必要がある.しかし，多くのリーダーはインセンティブとリソースの確保に苦労している現状がある.資金調達において最も重要な要素はプロポーザルの作成である.そのプロジェクトがどれだけの利益を提供できるかを，誰が読んでも明確に理解でき，かつ定量的に裏付けられることが重要である.特に提案者側の視点は自分だけではなく，上層部や資金提供者の視点も必ず考慮することが求められる.結論として，医療者が変革を達成し維持していくためには，資金調達のためのスキルを習得し，インセンティブとリソースを継続的に確保することが最も重要である.

Acquiring funding expertise is crucial for leaders entrusted with implementing change. A successful transformation necessitates the incorporation of five essential components: vision, skills, incentives, resources, and action plans. Nonetheless, numerous leaders currently face challenges in securing both incentives and resources. The development of a proposal emerges as the most significant factor in obtaining funding. It is imperative that the proposal effectively communicates the project's potential benefits to its readers, supported by concrete numerical evidence. Specifically, the proposer must consider not only their own perspective but also those providing the funds. Ultimately, it is of utmost importance for healthcare providers to acquire funding skills and consistently secure incentives and resources in order to accomplish and maintain transformative change.

Keywords

研究費 (research grants)，プロジェクト資金 (project funds)，Managing Complex Change Model，変革マネージメント (change management)

Rule

　ジェネラリストリーダーにとって自部門を発展させ後続を育成するため，変革マネージメントの最重要スキルとして資金準備の習得は必須である

▌Challenge case「ジェネラリストリーダーにとっての資金獲得能力」

　山田医師(総合診療医 36 歳)は，自身が所属する 200 床規模の医療施設において，オンコール時間帯の従来の主治医呼び出し制度からオンコール担当制度への遷移を推進する役目を担った．このシステム変更の目的は，それぞれの診療科医師の負担軽減を狙っていた．山田医師は「絶対に変更したほうが患者にも医師側にもメリットだ！」と考えたが，自らのイメージを周囲の診療科とコメディカルに明確に伝えることができなかった．看護職員からは，変更の目的や，夜間に対応する医師の不在，主治医の識別や責任の所在が不明瞭となる等の懸念が提起された．また山田医師は周囲の医師からは賛成が多いはずと予想していたが，実際には「主治医の代わりに呼ばれることが多くなるのにも関わらず当直料が変わらないのは許せない」，「オンコールでの報酬が減ってしまう」などの批判が相次いだ．またそのような当直中に全診療科型の経験が少ない専門診療科の医師が多く，新しい診療スタイルに戸惑い，混乱が生じていた．病院長からは新しく総合診療科医師が当直マニュアルや夜間の相談を受け付けるなどのシステムを導入するように提案をうけた．しかし，総合診療科の若手医師からもその多くの労力を補うための報酬が明確に提示されなかったためにモチベーションが低下し，反対のようだ．

▌Leadership skills

　上記のような事例は総合診療部門の運営を行うことで日常的に直面する課題であると思う．医師は往々にして個人レベルでの臨床能力の向上に焦点を当てることが多いが，年功序列により 30 代半ばで突如変革リーダー役を取らされるようになることも多い．その際に，どうすれば戸惑わなくて済むか，その一つの解答を提示する．

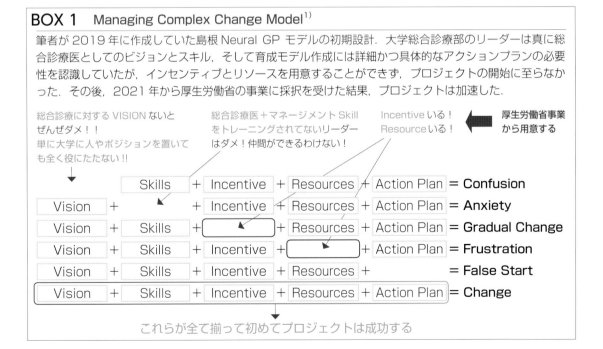

BOX 1　Managing Complex Change Model[1]

筆者が 2019 年に作成していた島根 Neural GP モデルの初期設計．大学総合診療部のリーダーは真に総合診療医としてのビジョンとスキル，そして育成モデル作成には詳細かつ具体的なアクションプランの必要性を認識していたが，インセンティブとリソースを用意することができず，プロジェクトの開始に至らなかった．その後，2021 年から厚生労働省の事業に採択を受けた結果，プロジェクトは加速した．

総合診療に対する VISION ないとぜんぜんダメ！！
単に大学に人やポジションを置いても全く役にたたない!!

総合診療医＋マネージメント Skill をトレーニングされてないリーダーはダメ！仲間ができるわけない！

Incentive いる！
Resource いる！

厚生労働省事業から用意する

		Skills	+	Incentive	+	Resources	+	Action Plan	= Confusion
Vision	+		+	Incentive	+	Resources	+	Action Plan	= Anxiety
Vision	+	Skills	+		+	Resources	+	Action Plan	= Gradual Change
Vision	+	Skills	+	Incentive	+		+	Action Plan	= Frustration
Vision	+	Skills	+	Incentive	+	Resources	+		= False Start
Vision	+	Skills	+	Incentive	+	Resources	+	Action Plan	= Change

これらが全て揃って初めてプロジェクトは成功する

ここでは，Box 1 の Managing Complex Change Model[*1] を共有したい．これは，変革がうまくいかない場合に考えるべき5つの要素を示している．詳細な解説は，Box 2 に示した．例えば，大学病院総合診療部門の講座の教授に元眼科医の研究者が新しく赴任したとする．その場合は，総合診療のビジョンとコンセプト，そして総合診療医としてのスキルと知識が不足すると，周囲は混乱し，不安になってしまう．上記の5項目は変革のために全て事前によく練って準備する必要がある．リーダーシップを取る経験が少ない若手リーダーが最も陥るピットフォールがインセンティブとリソースの確保であると思う．

第1の理由として，文化的背景が挙げられる．日本の医療者は限られたリソースと資金で限界まで努力し，他者へ貢献することを美徳として考える価値観をもっている（日本人としての良い面でもある）．この場合，報酬がなくても，自己の時間と労力を削って組織や集団のために対応する必要が出てくる．しかし，そのような場合に長く維持できる体制を築くことは難しい．

第2に，学ぶ機会がないことが挙げられる．運営のための資金の準備は極めて重要であるにも関わらず，ステークホルダーとの交渉術や，外部資金（Box 2）の獲得のための計画書作成スキルなどを教えてもらえる機会はほとんどない．そのために，インセンティブとリソースが確保されていないうちに変革を開始すると，必ずといっていいほど現場の抵抗に遭遇し，信頼関係が構築されていた身近なスタッフでさえもフラストレーションが溜まり，最終的に去っていってしまう原因を作ってしまう．

Troubleshooting

内部・外部資金獲得は，リソースとインセンティブを確保することを意識したプロポーザルの作成と準備で決まる (Box 4)．共通していることは内外の資金の提供者にとって，自分達のプロジェクトや組織はトータルでどれくらいのメリットをもたらすかについて明確かつ端的に説明できるロジックと数的根拠を用意しているかどうかが重要だ．内部資金の場合は，変革後に期待できる経営上，安全上，スタッフの労働環境上等のメリットをできるだけ多く，できるだけ正確に数値目標として設定する良い．この場合，目に見えないメリット（裁判の回避，離職率低下，求人広告費用，教

BOX 2　変革のために必須の5要素

プロジェクトや変革管理において資金が必要とされる理由はインセンティブとリソースの確保にある．我が国の医療の現場における根性論・精神論での変革は厳しい状況になることが多い．

1ビジョン：変革の目的である「なぜ必要か」を明確に理解し，周囲に伝えることができなければプロジェクトを軌道に乗せ，周囲の混乱を防ぐことはできない．目指すべき方向性を全員に共有できなければ理解が得られず，コンフリクトは避けられない．

2スキル：チーム全体が変革に対応するための知識とスキルを備えていれば，新たな課題が生じても周囲の不安は発生しにくい．スキル不足の場合でも，個々人がスキルを身につけることができるよう教育準備することで，不安を和らげることができる．

3インセンティブ：報酬とインセンティブは変革をすすめるためのブースターとなる．インセンティブは必ずしも金銭的なものであるとは限らず，内的・外的動機づけをうまく用いる．内部・外部資金の重要性はインセンティブの確保として非常に重要な側面を持っている．

4リソース：適切なリソース（人，もの，金，時間，ツール etc.）がプロジェクトのメンバーに提供されなければ，変革は難しい．リソースが不足していると，医療者の献身的な努力は徐々に枯渇し，動きは停滞し，実施しているプロジェクトに対して疑問やフラストレーションを生みやすくなる．

5アクションプラン：アクションプランを明確に共有することで，チーム全体が掲げたビジョンに沿いつつ，リソースに対して効果的かつ効率的に運営しやすくなる．このアクションプランが明確でないと，なんとなくプロジェクトを始めてしまったが結局何をしているのか誰もわからないような事態に陥りやすい．

育時間の削減，残業の低下等）も金額で算出し初めて，報酬や助成金（当直料の増加，マニュアル作成費用など）の交渉が組織上層部と可能となる．筆者は査読者としても貢献してきた経緯から，不採択となる提案書の共通項を認識できるようになった．一つは作成者／執筆者の視点でのみしか描かれていないことが多い．研究でも事業においても，貴重な資金を投入することで，その施設や社会への貢献，並びに科学の発展や人類への貢献など，どのようなメリットがあるかについて具体的な数字を用いて読み手にその手法を具体的にイメージできる程度まで説得力を持たせることがしばしば欠けている．自分が見えている現象や課題は自己の視点，視野，視座に依存する傾向がある．しかし組織の上層部や資金提供者の視点と視野から考えれば，異なった見解や手法，利益が見えてくるはずである．このように，可能な限り組織の上層部や資金提供側としての視点と視野と視座に一度空想の世界でも良いのでなりきって，新たにどのような問題が生じ，解決可能か，必要となる資金はどれほどで，財源はどれほどの余裕があるか，そのプロジェクト以外に使用すべき資金が存在するか等を考察し，それらを上回る利益を具体的に訴求できるまで詳細化する必要がある．

BOX 3　　外部資金の一例

下記は一部である．インターネットを駆使して徹底的に検索をすると良い助成金が必ず見つかる．

・**政府機関からの助成金**：多くの国の政府機関は，医療研究に対する助成金を提供．例えば，アメリカでは国立衛生研究所（NIH）がさまざまな種類の研究資金を提供している．日本では科学技術振興機構（JST）や日本学術振興会（JSPS）が科学研究費助成事業を通じて助成金を提供している．

・**学会からの助成金**：日本プライマリ・ケア連合学会や日本病院総合診療医学会などの団体も研究助成金を提供している．特定の分野の研究者に対して研究を推進するための資金を提供するもので，新たな研究アイデアや既存の研究の拡大に役立つ．

・**非営利団体からの助成金**：特定の疾患や医療領域を対象とする非営利団体は多く，海外まで目を広げれば無数にある．

・**企業からのスポンサーシップ**：医療機器メーカーや製薬会社などの企業は，自社の製品に関連する研究に対して資金を提供することがある．新しい製品の開発や既存の製品の改良に貢献する研究を支援するためのものが多いことに注意．

・**クラウドファンディング**：インターネットを通じて広く一般の人々から資金を募る方法．まだ新しい動きだが，筆者の周りの一部の研究者が成功している．

BOX 4　　内外の資金獲得のためのプロポーザルの手順

資金源の特定：最初に資金源を探す．国内外の政府機関，非営利団体，教育機関，企業の研究部門，財団などが含まれる．自分の専門分野や研究テーマに特化した助成金を探すことが重要．助成金の申請締め切りや要件を確認し，一覧表を作成する．

プロジェクトの明確化：助成金を獲得するためには，プロジェクトの目的，方法，予期される結果について数的根拠を持って明確に述べることができなければ信頼してもらえない．上層部や査読者が映像で浮かべることができるレベルで具体的かつ明確な文章を作成し，どのように貴重な資金が投資されることで利益を生むかについて記述できなければならない．

プロポーザルの作成：プロジェクトの背景，目的，方法，期待される結果，予算，タイムラインなどを含める．上層部や査読者が知りたいことは，貴重な資金を用いることによって，どのようなメリットがどのくらいの確率でもたらせるかの2点のみであると筆者は考える．施設の改善，科学的知識への貢献，社会的影響を及ぼすかを明示できなければ相手は動かない．

校閲とフィードバック：プロポーザルは実績のある同僚やメンターに校閲してもらい，フィードバックを必ず得る．第三者として上記の項目を一読して理解できるかの点で論評してもらう．一人で作成した文章では未明確な部分や誤解を招く部分はほぼ必ずある．

Future tasks

　我が国においては，医療従事者と財政に関しては忌避される傾向があるが，本来内外部資金をなくして真の変革は達成できない．故に，医療者は変革に必要なインセンティブとリソースの確保のために，資金獲得のためのスキルを学ぶ機会やセミナーや講座等の開催や設置が有効かもしれない．

Glossary

* [1]The managing complex change model：
変革を成功させるためには5つの要素（ビジョン，スキル，インセンティブ，リソース，アクションプラン）を備えたマネージメントを行う必要性を訴える考え方の一つ．我が国の医療現場ではインセンティブとリソースが不足していることが多く，その結果，プロジェクトを開始しても失敗することが多い．

References

1)　Knoster, V., Villa, R., & Thousand, J. A framework for thinking about systems change. In Restructuring for caring and effective education: Piecing the puzzle together. Scarecrow Press, 2000, pp. 13-30.
(筆者が組織変革論の授業を受けた時に初めて知り感動した理論．これまでの数々の失敗事例は全て，この図のどこかの準備が足りなかったと思い知った)

依頼論文 4

リーダー育成の観点から考える人材マネジメント

柏木 秀行
Hideyuki Kashiwagi MD, MBA, MPH

飯塚病院　連携医療・緩和ケア科
〒 820-8505 福岡県飯塚市芳雄町 3-83
email : hkashiwagih1@gmail.com

Recommendations

- ・医療現場は人材こそが戦略実行の源泉となる.
- ・戦略を実行していくことから，あるべき人材像を逆算して考える.
- ・それぞれの人事施策を整合させる.
- ・次世代リーダーを育成するために，人材マネジメントの知識は重要である.

Highlight

　医療は労働集約型産業の一つであり，その事業活動は人間の労働力に頼る部分が大きい．それゆえ人材は重要であり，医療の質にも大きく影響する．一方，多くの医療者は人材マネジメントに関して，系統的に学ぶ機会を持たずに管理者となることが一般的である．組織として目指す理念の実現と目標の達成に向けて，人材に関連した様々な施策を整合させていくことが重要である.

　人材マネジメントで議論するべき論点は非常に幅広く，管理者の実務に必要な個別のスキルに目を向けられがちである．しかし，それらの個別の議論の前に「なぜ人材マネジメントを考える必要があるのか」に立ち返り，医療現場のリーダーに求められる人材マネジメントの理解について考える必要がある．その上で現在の自身の組織が直面している人事課題と特定し，その解決策に取り組んでいくことがリーダーには求められるのである.
本稿では医療現場における人材マネジメントの中で，特に次世代のリーダーを育てる上で汎用性の高い論点について提言する.

Human resource management from the perspective of leader development

Healthcare is one of a number of labor-intensive industries, as its business activities rely heavily on human labor. Therefore, human resources are important and have a significant impact on the quality of medical care. On the other hand, many medical professionals generally become managers without having the opportunity to learn about human resource management in a systematic manner. It is important to align various measures related to human resources in order to realize the philosophy and achieve the goals that the organization aims for.

　The issues to be discussed in human resource management are very wide-ranging and tend to focus on the individual skills required for the practical work of managers. However, before discussing these specific issues, it is necessary to return to "why human resource management needs to be considered" and consider the knowledge of human resource management that is required of leaders in the medical field. Then, the leader is required to identify the human resource issues that his or her organization is currently facing and work on solutions to them.

In this paper, the author proposes a number of issues in human resource management in the medical field that are highly versatile, especially in developing the next generation of leaders.

Keywords
人的資源管理（human resource management），目標管理 (management by objectives)，組織行動 (organizational behavior)

Rule
・人材マネジメント[1]に重要な人事施策の大枠を理解する．
・各人事施策は整合していることが重要である．
・個人と組織の両方の側面から人材マネジメントを理解する．

▌Challenge case「病棟運営に悩む看護師長」
　看護師として急性期病院に勤務する佐藤は，1年前に看護師長になった．大きなトラブルはなく運営してきたが，師長業務に慣れてきた一方で悩みもあった．個々のスタッフの看護技術は高い水準にあるが，残業が多くスタッフの不満になっているのである．またこう言った状況に対して，佐藤が中間管理職を育成する観点から，スタッフに主体的な改善活動を促すが，あまり積極的な行動が見られないのである．スタッフの間には明確な不満が存在しているにもかかわらず，なぜ自発的な改善行動が見られないのか疑問であった．

◆ 改善活動プロジェクトの発足
　佐藤は看護主任に指示を出し，残業を減らすためのプロジェクトチームを立ち上げた．勤務している病院にはTQM（Total Quality Management）に取り組む部署があり，改善活動の重要性は普段から理解されているはずである．特に，今回のプロジェクトはスタッフの不満を直接的に解消する目的を持っていたので，積極的な取り組みを期待していた．しかし，佐藤の思惑に反して，プロジェクトチームの動きは鈍かった．結局，有効な改善策についての意見は一致せず，具体的な改善措置は施行されなかった．加えて，改善活動行う試みが逆に，中心メンバーの残業時間を増加させる結果となった．

◆ 人の理解とマネジメントの重要性
　佐藤は予想に反した光景になってしまったことに，戸惑いつつも反省していた．残業に困っているなら業務改善をすれば良いという直感的な対策を考えたが，それを実行するのは人である．実施する人がどのような行動を取るか，そして組織として望んだ行動を取るためには，管理者としてどのようにマネジメントするべきかを考える必要があったと気づいたのである．佐藤は管理職研修で学んだ記憶を元に，人材マネジメントについて学び直しを決心した．

▌人材マネジメントの重要性（Why）
◆ 人材マネジメントを構成する要素
　Box 1では，人材マネジメントを構成する要素を示している[1]．人を採用し，育成した人材を適切に配置し，評価したうえで報酬を発生させる．これは一見簡単なプロセスに見えるが，それだけで数多の専門書が存在するような奥深い分野である．医療現場のリーダーとして考えるべきポイン

トとしては，現在の組織課題を解決し目標を達成していくために，「あるべき人材像」はどのようなものかを考えることである．制度をいくら調整しても，実際に取り組むのは人間であるので，どのような人材が取り組むべきなのか？そのような人材が組織で活躍するためには，どのような人材を採用，育成，配置，そして評価／報酬といった各人事施策を整合させていくことが重要である．例えば，あるべき人材を「自主的に組織課題を改善する人材」と設定しておきながら，そのような人材に対して業務負担が偏っている状況は，暗にそのような人材を評価しないというメッセージになっているのである．

◆ 完璧な人間はいないことを受け入れることも大切

一方，組織にとって人の問題が難しいのは，マネジメントをしたからといって思い通りにならないコントロール不能な部分や外部環境の影響が大きいことも忘れてはならない．自分の部署だけ優秀な人材を揃えたいなどという要望を聞いてくれる部門は存在しないだろう．あるべき人材像を設定しつつも，そんな都合の良い人材はいないということも受け入れる必要はある．

◆ 組織が個人に与える影響

ここまでは人材マネジメントにおいても，個人と人事施策の観点から述べてきた．ここからはもう一つの視点として，組織としての人材マネジメントに目を向けてみたい．Box 2は「マッキンゼーの 7S」というフレームワークである．組織が人の行動に作用する 7つの要素が列挙されている．各要素の解説は紙面の都合上控えるが，現在の組織の状況をアセスメントし，対策の打ち手をどこに手をつけるかといったことを考える上で有用なフレームワークである．

◆ 目標管理[2]制度

個々のスタッフが取り組んだことを，正当に評価したくない管理者はあまりいないだろう．しかし，人の評価というプロセスは，表現するほど容易なものではない．個々の目標と組織全体の目標とをどのように調和させるのが適切なのだろうか？マネジメント領域では，目標管理というマネジメント手法がある．目標を組織から一方的に与えられるのではなく，目標を作り自律的に達成できるようにすることがこの管理手法の根底にある．具体的には次年度の目標を立て，管理者と合意しその到達具合に合わせて評価されると言うものである．

▌Troubleshooting

◆ 人材マネジメント的な観点から課題を分析する

佐藤は当初，残業が多く不満になっているという目の前の光景から，ムリ・ムダ・ムラといったことを改善していくことのみを考えていた．しかし，このプロジェクトを実施していくメンバーはどのような状況であり，力を発揮するにはどのよ

BOX 1　人材マネジメントの構成要素

ジョブマーケット　採用／退職／配置／評価／育成／報酬／あるべき人材像

BOX 2　マッキンゼーの 7S

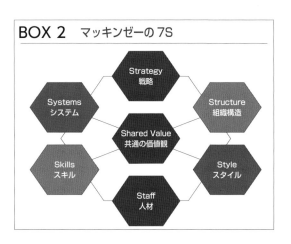
Strategy 戦略 / Systems システム / Structure 組織構造 / Shared Value 共通の価値観 / Skills スキル / Style スタイル / Staff 人材

うなことが必要かと言う観点で課題を分析した．人材マネジメントの観点からは，組織課題を解決していくミドルマネジャーの育成と配置，そして評価の仕組みが十分に整っていないことに気づいた．プロジェクトに取り組むことで評価されるかと言うと，明確なものはなく，むしろ任せられたメンバーが割りを食うという構図であったのである．

◆ できることから取り組む

　組織の課題は特定できたとしても，人にかかわる問題はすぐに解決できるものばかりではない．人手が足りないから，明日から人員を増やすといったことができる職場は皆無であろう．佐藤はプロジェクトの目的をミドルマネジャーの育成に絞り，各部署の改善活動を支援する部署の支援を依頼した．そして中心のメンバーには業務の調整を行い，配置を調整した．本当は完全にプロジェクトに専念できる業務調整をしたかったが，他の看護師の業務負担が大きくなることや施設基準の制限のため難しかった．そのため，担当患者数を減らすことや，病棟のルーチン業務を他の看護師がカバーするといったことで調整した．プロジェクトメンバーはプロジェクトの重要性を認識できるようになり，改善活動に積極的に取り組むことができるようになった．最終的に皆が負担に感じていた業務を効率化すると言った効果があり，プロジェクトをカバーしていた看護師にとっても取り組んでよかったプロジェクトとして終了でき

た．プロジェクトリーダーをした看護師は，その後も課題を主体的に改善提案すると言った行動が見られるようになった．

Future Tasks
◆ 一部署，一管理者の経験を組織全体の人材マネジメントに還元する

　今回は急性期病院の中に存在する一つの病棟で取り組まれた改善活動を通じて，現場の改善が進んだだけでなく，ミドルマネジャーの育成ができたエピソードである．一方，こう言った経験値をどのように病院全体の人材マネジメントに還元できるか？というと，そこには大きな課題がある．

Glossary

1 人材マネジメント: 人や組織を動かす組織的な仕組みであり，特に人事制度や組織構造を指すことが多い．

2 目標管理: あらかじめ評価者と，被評価者との間で目標に関する合意を結び，それに対する達成度合いで評価をするマネジメント手法．

References

1) グロービス MBA 組織と人材マネジメント，ダイヤモンド社，2007.
2) トム・ピーターズら，エクセレント・カンパニー，早川書房，2020.

依頼論文 5

なぜ医療現場において美意識が必要なのか？

坂口 公太
kota sakaguchi MD,MBA

島根大学医学部附属病院総合診療医センター　助教
〒 693-8501　島根県出雲市塩冶町 89-1　みらい棟 2F
email：bananakuriimu@gmail.com

Recommendations
・美意識に基づいたリーダーシップが組織や社会を変える．
・美意識は患者ケアのみならず，スタッフの満足度を向上させる．
・外的評価尺度ではない，自身の内的評価尺度を構築する．
・美意識は習得可能である．

Highlight
　医療現場における美意識は，誰にとっても習得可能なものであり，それは患者の転帰を改善し，スタッフの満足度を高め，医療機関に対するポジティブな感情を与えるリーダーシップの重要な側面でもある．美意識は，専任のリーダーを雇用する，もしくはデザインプロセスに患者やスタッフを参加させるなどの方法で獲得することが可能である．医療における美意識の効果を十分に発揮するためには，患者体験のあらゆる側面を考慮し，総合的にアプローチすることが重要である．
　本稿では，医療現場における美意識がなぜ重要なのかについて提言する．

Keywords
美意識 (sense of beauty)，ポジティブな感情 (positive emotion)，総合的アプローチ (general approach)

A sense of beauty is required as authentic leadership now!

A sense of beauty in medical practice can be obtained anyone and has a valuable factor for leadership, improving patients' outcomes, heightening their satisfaction and bringing their positive feelings to the institutions. A sense of beauty can be acquired by means of hiring a full-time design professionals or involving patients and staff in the design process. It's crucial to consider all aspects of patients' experience and to approach them generally for the full performing of sense of beauty in health care. The author lays out why a sense of beauty is needed in medical practice and how to solve the problems.

Rule
・美意識とは，リーダーシップであり習得可能である．
・外的評価尺度ではない，自身の内的評価尺度を構築する．

◆ Challenge case「現場の疲弊」

　新型コロナ流行は，医療業界にとって大きな挑戦だった．山本は，人口5万人程度の離島における地域拠点病院の院長として勤務していた．2019年末より始まった新型コロナ流行に伴い，従来の診療から発熱外来，手術の調整，行政との会議と多忙な日々を過ごしていた．患者からの発熱外来における煩雑さに関する苦情が多く，若手医師や看護師の長時間労働も問題だった．現場から不満が募り，長年勤務して信頼していた数人から退職の申し出があった．

◆ 科学的マネジメントの導入

　このままではいけないと考えた山本は，最新のデータ管理を基にした有名病院での成功事例として取り上げられていた「科学的マネジメント」と呼ばれる改善プロジェクトを導入することに決めた．これは，1人当たりの診療数や勤務時間を可視化するものである．値段は高額だったが，コロナ予算を利用して，独断で導入することにした．
　しかし，導入直後から「管理されているようで働きにくい」「偏在が明らかになり苛立ちが増えた」と不満が噴出し，最終的には不正登録などもあったため，開始から1ヶ月ほどで撤退せざるを得ない状況になった．

◆ そもそも何をしたいのか？

　救急外来看護師から，「院長はそもそも何をしたくて病院長になったのですか？」と問われたことは特に印象的だった．山本は自分が院長になって10年，改めて自分が院長として何をしたいのか，明確な意思やあるべき姿について考えたことがなかったことに気付いた．これを機に自問自答の時間を取ることにした．

▌リーダーシップ・スキル

◇ 美意識はなぜ重要なのか？（Why）
◆ 論理偏重な意思決定は危険である
医療現場における長時間労働やメンタルヘルスといった労働環境への対策はリーダーとして必須で

ある．現在，テクノロジーの発達に伴い様々な取り組みが行われ，患者数や労働時間といった枠組みを主要な指標として管理し，現場の尻を叩くという「科学的経営管理」が賞賛されているケースが少なくない．コロナ禍に限らず「論理偏重」な意思決定ではやがて現場は疲弊し，モラルの低下と不正が横行することが多く危険である．

◆「優秀さ」の変化

　「優秀さ」の定義がかつての与えられた問題について早く正確に答えを出せることから今後は誰も気づいていない新しい問題を発見・提起できることに変わってきている．この背景には，AIといったテクノロジーの革新も影響している．そして，新しい問題を見つける時に重要なのが「美意識」である（Box 1）．本来は「こうあるべき（ありたい姿）」ではないか？という現状を批判的に眺める態度つまり美意識が重要になる．このような態度を持たない人には「問題」を発見することも想起することもできない．そして現状とありたい姿の間（ギャップ）が問題であり，解くべき課題なのである．本事例において，「科学的マネジメント」を導入し，勤務状況を把握することが「解くべき問題」なのか？むしろ表層的な対応になっている可能性がある．

◆ 美意識の2つの側面（Box 2）
① 視覚的要素

　医療現場における美意識には2つの側面がある．1つ目は，デザインやアートなど視覚的要素を用いて，より美しく，魅力的な環境を創造することである．視覚的な美意識は，患者の転帰を改

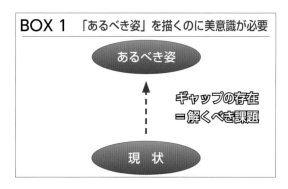

BOX 1　「あるべき姿」を描くのに美意識が必要

あるべき姿

↑

ギャップの存在
＝解くべき課題

現　状

善し，満足度を高めることがわかっており，その理由としては穏やかでポジティブな医療現場の創造と維持に役立つからである[1]．また，自分の職場環境に誇りを持つスタッフは，仕事への取り組みやモチベーションが高く，仕事の満足度や離職率の低下に繋がることがわかっている[2]．米国などにおいては患者体験部門や専任のデザイナーやアドバイザーが配置されている．

② リーダーシップ

「リーダーは，本当は何を達成したいのか？」「この世界をどのように変えたいのか？」という使命感に基づいて意思決定することが必要であり，そのためには，外的評価尺度ではない，自身の内的評価尺度を構築する必要がある．リーダーの「洞察」や「感性」といった美意識つまり内的なモノサシや行動規範が重要となってくる（Box 3）．

外部で成功した事例（外的なモノサシ）をそのまま自組織に導入するだけでは安易であり，組織の文脈や妥当性を考慮しない介入は組織にとって損害にもなり得る．「イノベーションのジレンマ」[3]の著者であるハーバード大学クリステン教授は，ハーバード大学を卒業したいわゆる優秀なリーダーたちの中に犯罪に手を染めたりする者がいる現状に対して，「人生における自分の内的なモノサシの構築の重要性」を語っている．

▌Troubleshooting

◆ 課題への提案としてのデザイン思考

この方法として今回はデザイン思考*を紹介する（Box 4）．現場への共感や観察から始まる本

質的な課題の見極めが肝要である．また，改善プロジェクトに対しては，専任のリーダーを任命する，もしくはプロジェクトのプロセスに患者やスタッフを巻き込む．患者やスタッフは，医療環境をより美しく，魅力的なものにするために，貴重なフィードバックや見識を提供することが可能である．このようなフィードバックは，医療施設の設計に反映され，より患者中心でスタッフにも優しい環境を構築することができる．

◆ リーダーの内省

大きな権力を持ち，他者の人生を左右する影響力を持つのがリーダーでもある．そういう立場にある人物だからこそ「美意識」を醸成する必要がある．真実は何か？善とは何か？考え行動し続ける内省の姿勢が自己統制につながり，結果的に他者貢献へとつながる．本事例において，山本は「そもそも何をしたいのか？」組織における使命（ミッション）を考える上で自分の今までのストーリーと社会的要請を踏まえて統合的に考える必要がある（Box 5）．

▌今後の課題

◆ 美意識に関する教育

美意識は習得可能である．従来重宝されていた論理思考のスキルは，問題の発生とその要因を単純化された「静的」な因果関係のモデルとして抽象化し，その解決方法を考えるというアプローチである．しかしながら，問題を構成する因子が増加し，かつその関係が「動的」に複雑に変化する状況においてはこの問題解決アプローチは機能不全の陥ることがある．視点・視野・視座を広げて

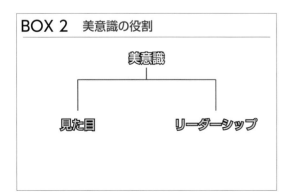

BOX 2　美意識の役割

美意識
├─ 見た目
└─ リーダーシップ

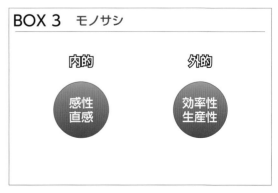

BOX 3　モノサシ

内的　　　　　外的
感性・直感　　効率性・生産性

BOX 4　デザイン思考はプロセス

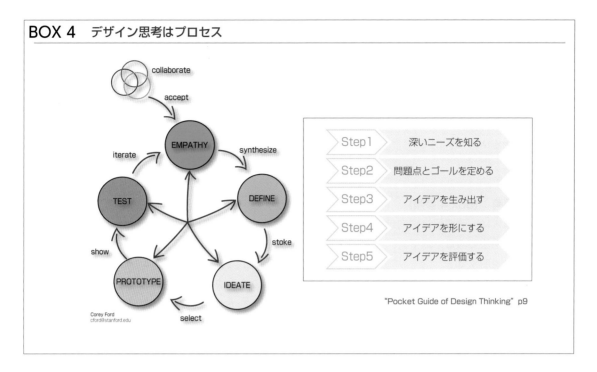

Step1　深いニーズを知る
Step2　問題点とゴールを定める
Step3　アイデアを生み出す
Step4　アイデアを形にする
Step5　アイデアを評価する

"Pocket Guide of Design Thinking" p9

BOX 5　リーダーに必要な内省

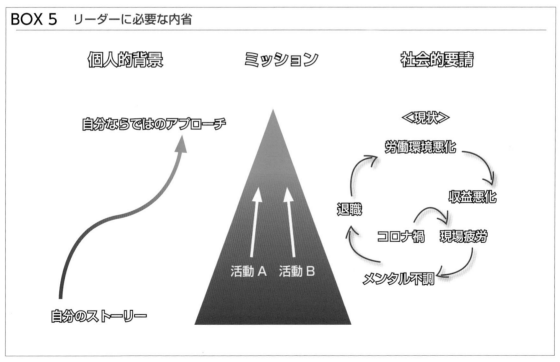

全体を直感的に捉える感性と「真・善・美」といった美意識を内省的に創出する能力を今後教育していく必要がある．米国などにおいては患者体験部門や専任のデザイナーやアドバイザーが配置されており，医療現場においても患者体験に関するデザイン視点の人材育成や部門の創設が今後必要になると思われる．

用語解説

＊デザイン思考：（Box 4 参照）

デザイン思考は，問題解決に向けて創造的にアプローチする手法である．以下に，デザイン思考のステップを説明する．
1 問題の理解（Empathy），2 問題設定（Define），3 アイデア出し（Ideate），4 プロトタイピング（Prototype），5 テスト（Test）で構成される．

問題の理解（Empathy）：

ユーザーの視点に立って観察・分析することが大切である．ユーザーのニーズや問題点を理解することで，その後のアイデア出しや改善案の検討がしやすくなる．

問題設定（Define）：

問題の背景や現状を整理し，具体的な課題を明確に設定する．ここでは，ユーザーにとって本当に必要なものは何か，どのような問題点があるかを深く理解することが重要である．

アイデア出し（Ideate）：

問題解決に向けて，多様なアイデアを生み出すためのセッションを行う．ここでは，枠にとらわれずに，アイデアの質を重視し，どんなアイデアでも受け入れるように心がける．

プロトタイピング（Prototype）：

アイデアを具体化し，仮説をテストするためのプロトタイプを作成する．このステップでは，試行錯誤を通じてアイデアを洗練させることができる．

テスト（Test）：

プロトタイプをユーザーに実際に試してもらい，フィードバックを収集する．ここでは，ユーザーの声を真摯に受け止め，プロトタイプの改善やアイデアの修正を繰り返していくことが重要である．

以上が，デザイン思考の基本的なステップになる．この手法を使うことで，問題解決に向けてよりクリエイティブなアプローチが可能になる．

References

1) Mannix J, Wilkes L, Daly J. Grace under fire: aesthetic leadership in clinical nursing. J Clin Nurs. 2015 Sep;24(17-18):2649-58. doi: 10.1111/jocn.12883. Epub 2015 Jun 24. PMID: 26105565.

2) Cribb A, Pullin G. Aesthetics for everyday quality: one way to enrich healthcare improvement debates. Med Humanit. 2022 Dec;48(4):480-488. doi: 10.1136/medhum-2021-012330. Epub 2022 Feb 24. PMID: 35210355; PMCID: PMC9691827.

3) クレイトン・クリステンセン (著), 玉田 俊平太 (監修), 伊豆原 弓 (翻訳). イノベーションのジレンマ 増補改訂版 (Harvard Business School Press) , 翔泳社 , 増補改訂版 2001.

依頼論文 6

なぜリーダーシップが医療現場の
仕組み作りに必要なのか？

玉野井 徹彦
Tetsuhiko Tamanoi　MD

山口大学医学部附属病院 総合診療部
〒 755-8505　山口県宇部市南小串 1-1-1
周東総合病院，柳井環境保健所

Recommendations

・仕組み化や標準化において，なぜそれをすべきか，何から取り組むべきか考える．
・危機感を高め，チームを作り，早めに成果をあげられるようにする．
・目標達成に向けて誰でもリーダーシップを発揮することができる．

Highlight

　働き方の仕組み化や標準化をする際には痛みや抵抗を伴うことが多い．それでも組織が変わる必要があると感じるのであればリーダーシップを発揮しチームを変革に導く必要がある．今回は変革型リーダーシップを取りあげ，取り組みを成功させる確率を高める方法について提言する．

Why is leadership necessary to set up for a medical workplace?

Setting up or standardizing the way of working often causes pain or opposition in a system. Nevertheless, if a system needs to be changed, leadership is indispensable for a team to transform. The author, describing breakthrough leadership, recommends measures which would increase the probability of making the effort successful.

Keywords

変革型リーダーシップ (breakthrough leadership), 8 つのアクセラレータ (8 accelerators)

Rule

・変革を成功へ導くために必要なプロセスがある．
・変革を成功へ導くために必要なリーダーの役割がある．

Challenge case「専攻医育成の環境作りのために」

家庭医療・総合診療専門医となった山本は，診療所で専攻医を育成するシステム作りというミッションを所属プログラムから命じられた．配属先は 1 人院長がいる外来，訪問診療を行なう無床診療所．2 年後には専攻医の研修受け入れを予定していた．

勤務を開始し数ヶ月経ったが，山本は普段温厚な院長が怒鳴り散らしているのに驚愕した．患者からのクレームも多く薬局からの疑義も多い．バックヤードには電話を持った事務職員や看護師が，診察が早く終わらないかと待っていた．このままでは受け入れどころではないぞ．業務フロー図を書いてみたところ，外来診療も，処置の流れも，薬局や在宅診療の電話連絡も，必ず院長を通り，即時の判断を迫られていた事に気づいた．診察は途切れ，指示が遅れ，処方ミスが増え，修正が増える悪循環に陥ってしまっていたのだ．

山本は専攻医を受け入れる環境作りのための変革の第一歩と考え，思い切って院長，事務長，看護師長に相談した．すると，実は強い危機意識を持っていたが手をつけられずにいたと伝えられ，この問題に取り組むためチームを結成することになった．

Leadership skills

ジョン・コッターは 1996 年に「Leading Change(邦訳：企業変革力)」[1] を出版し，リーダーは階層型組織において，組織が進むべき方向やビジョンを示し，メンバーに方向を理解させ，各自の心をまとめて変革を成し遂げるとした．さらに 2014 年に出版された「Accelerate(邦訳：実行する組織)」[2] では企業組織の進化 (誰でもリーダーシップを発揮できる) に注目し，階層組織とネットワーク組織を組み合わせた「デュアル・システム」という概念を提示した．それに合わせ従来の「8 段階の変革プロセス」という概念も「8 つのアクセラレータ (加速装置)」へ発展させた (Box 1).

また引き続きマネジメントとリーダーシップの違いを説明し (Box 2)，それぞれの役割について論じた (Box 3).

組織に加わったばかりの山本だが，さらにリーダーシップを発揮し変革を進めて (Accelerate) いく．

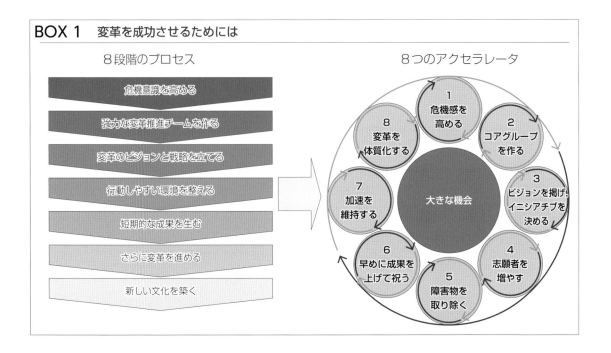

BOX 1　変革を成功させるためには

8 段階のプロセス

- 危機意識を高める
- 強力な変革推進チームを作る
- 変革のビジョンと戦略を立てる
- 行動しやすい環境を整える
- 短期的な成果を生む
- さらに変革を進める
- 新しい文化を築く

8 つのアクセラレータ

大きな機会

1 危機感を高める
2 コアグループを作る
3 ビジョンを掲げイニシアチブを決める
4 志願者を増やす
5 障害物を取り除く
6 早めに成果を上げて祝う
7 加速を維持する
8 変革を体質化する

Troubleshooting

チームで改善点について話し合っていく中で、全ての情報が優先順位をつけず医師に口頭で伝達される点が一番の問題だと山本は気づいた。特に看護師が判断をしても良い内容、緊急ではない内容、情報提供のみの内容、口頭では伝えきれない内容などは別の伝達方法があれば良いのではないか、という結論になった。この解決策を模索していたところ、安全性が担保されている無料の医療介護専用SNSを見つけ出した。これに一定のルール（①緊急ではない内容を記載すること、②基本的に既読ボタンで対応し必要であれば返信すること、③内容が複雑であったり・写真などの共有が必要と判断した場合に記載すること）を設けることで、情報が医師に集中しすぎず、院内で情報共有がしやすくなり、診療がスムーズになると考えられた。これは絶対うまくいく。意気揚々と職員にプレゼンテーションした山本だったが、古参の職員から強い反対を受けることになった。今のままで回っているから良いではないか、SNSを使い慣れていないので不安、など様々な意見が出された。戸惑いを隠せない山本だったが、同時期に入職した看護師の野村が手を挙げ対応係を引き受

け、試行することになった。野村もまた現状を変えなければならないと思っていたのだった。

山本はまず門前薬局と診療所で導入し成功の足がかりとした。薬局からの電話が多く、伝言ゲームをするうちに薬品名が分からなくなってしまうことがあり、一番効果を実感しやすいと判断したからだ。実際に運用してみたところ、バックヤードで事務職員が待機する回数が激減しただけでなく、薬局内での対応も早くなり待ち時間のクレームが減ったと好意的なフィードバックが返ってきた。今度はそれを見ていた看護師が訪問看護師とのやり取りに導入することを提案。すると訪問看護師からの電話が減り、SNSで多くの報告、相談が来るようになった。緊急ではないが相談したかったが内容を共有できるようになり、写真や動画など口頭で伝えにくい情報も共有できるようになったことにメリットを感じていたようだった。

これによって急変時の初期対応などがより的確になされるようになり、夜間休日の臨時往診件数が減らせたという予想外の結果になった。さらに驚くべきことに、診療所の看護師が医師のやりとりを見ていくうちに対応パターンを熟知し、足りない情報を自発的に集め、医師が指示を出す前

BOX 2　マネジメントとリーダーシップの違い

マネジメント	リーダーシップ
・プランニング	・方向性を定める
・予算編成	・一丸となる
・組織編制	・モチベーションを高める
・人員配置	
・業績評価	・士気を高める
・問題解決	・大勢のやる気を引出し、不可能を可能にする
・成功例を踏襲する	
・安定して結果を出す	・未来に向かって進む

Accelerate : building strategic agility for a faster-moving world(邦訳：実行する組織) より抜粋

BOX 3　マネジメント / リーダーシップ・マトリックス

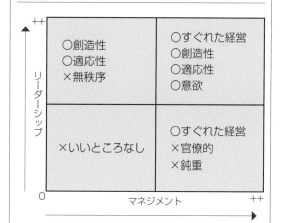

Accelerate : building strategic agility for a faster-moving world(邦訳：実行する組織) より抜粋

に先回りして準備をするようになった．自分で考えて動くことにやりがいを感じ，勤務時間内に仕事が終えられるから良いのだそうだ．医師もストレスなく目の前の患者の診察に集中できるようになったため，診療の効率性も上がり，待ち時間のクレームも減ることとなった．現在この運用は介護施設やケアマネージャーまで利用が広がり，当初反対していた職員は「なぜ他施設はこのシステムを導入していないのだろう」と言うまでになった．山本は振り返ってみて，コッターの言う8つのアクセラレータがうまく働いていたと気付くことができた．

Future Tasks

　この経験を機に診療所内で変革の機運が高まった．しかし専攻医を受け入れる体制を作るためには医師の処方や処置，カルテ記載の標準化など様々な問題を解決しなければならない．なぜ今回はうまくいったのだろうか．山本は調べていくうちにシステム思考を無意識にしていたこと，SNS導入はレバレッジポイント（「小さな力で大きく持続的な成果を生み出せる場所」）だったのだと理解した．今後組織が更なる変革を成功させていくためには様々な戦略を持つ必要があり，今回発揮したリーダーシップに，様々なフレームワークを組み合わせて取り組んでいくことの重要性に気付いたのであった．

References

1）ジョン・P・コッター．企業変革力．日経BP社，2002．
2）ジョン・P・コッター．実行する組織．ダイヤモンド社，2015．

依頼論文 7

医療現場におけるリーダーシップを発揮するために何が必要か？

佐藤 直行
Naoyuki Satoh MD, PhD

社会医療法人かりゆし会ハートライフ病院　総合内科　部長
〒 901-2492 沖縄県中頭郡中城村字伊集 208
email: n.satou@heartlife.or.jp

Recommendations
- リーダーシップは誰もが修得可能なスキルである．
- 唯一正解のリーダーシップ理論はなく，様々な状況に応じて使い分けや組み合わせが必要である．
- リーダーは心の知能指数を高めていく必要があり，エゴに囚われないようにしなければならない．
- リーダーは周囲からのフィードバックを受け入れる姿勢をもち，メンターも見つける必要がある．
- 有効なリーダーシップは組織のパフォーマンスを上げ，医療の質を改善させることができる．

Highlight

　リーダーシップは先天的な才能ではなく，誰でも修得できるスキルである．様々なリーダーシップ理論・スタイルがあるが，状況に応じて使い分ける必要がある．リーダーに必要な素養の中でも，心の知能指数はリーダーシップにおいて重要なものである．エゴは破壊的なリーダーシップを招く要因の一つであり，リーダーはエゴを肥大させないように注意しなければならない．破壊的なリーダーシップに陥らないためにも，リーダーにはメンターと自発的なフォロワーの存在が必要であり，積極的に周囲からフィードバックを受けるように努めるべきである．有効なリーダーシップは組織のパフォーマンスを上げ，医療の質を改善させることができる．今後は日本でも，医療従事者に対するリーダーシップについての学習機会を増やす必要がある．

What is necessary to master leadership in medical places?

Leadership is not an innate talent, but a skill that anyone can be trained to master. There are various leadership theories and styles, but they must be used in different ways depending on the situation. Among traits necessary for a leader, emotional intelligence is an important part of leadership. Ego is one of the factors that leads to destructive leadership, and leaders must be careful not to let their egos grow. To avoid destructive leadership, leaders need mentors and motivated followers, and should actively seek to receive feedback from those around them. Effective leadership can improve organizational performance and quality of healthcare. In the future, it is necessary to increase the number of learning opportunities about leadership for healthcare professionals in Japan.

Keywords

リーダーシップ（leadership），心の知能指数（emotional intelligence），フォロワーシップ（followership），
フィードバック（feedback），メンタリング（mentoring）

Rule

- There are no bad teams, only bad leaders.（悪いチームがあるのではなく，悪いリーダーがいるだけだ.）
- 富や名声，影響力を求めるエゴをコントロールすることは，あらゆるリーダーの最大の責務である.

▌ Challenge case「リーダーの在り方」

　欧米に比べ，日本ではまだ救急科専門医の数が限られている．美島は中規模の急性期病院の病院長の地位において勤務していた．病院には救急医がおらず，各科で救急対応をしていたため現場からも不満の声が多かった．美島は専門的なネットワークを利用して，ベテラン救急医の沖田に救急科の改革を求める要請を行ったところ，幸運にも承諾を得ることができた．それまで救急対応をしていた内科や外科の医師たちのサポートもあり，1人で赴任した沖田は順調に救急科を始動させた．沖田は消防との連携を確立し，徐々に救急車の受け入れ台数も増え，数年かけてドクターカーの運用を始めるまでになった．美島は救急科を立て直した沖田の要望はほとんど聞き入れ，救急科の設備は充実していった．ところが，徐々に救急科看護師の離職が目立ち始め，若手医師と沖田とのトラブルの報告も多く，救急科スタッフは一向に増える気配がなかった．

◆ 何を目指すべきだったのか？

　美島は沖田の診療実績は適切であると評価しており，本人もやる気があることから大きな問題はないと考えていたため，疑問に思い看護師長や研修担当事務員などに意見調査を実施することに決定した．すると，沖田は自分の意向に沿わない職員の声を聞かず，研究進行のための出張が頻繁に行われ，不在の間のカバーも大変であるなど多くの不満の声があることが明らかになった．美島は，沖田に任せっきりになり数字が改善していることだけで満足してしまっていたこと，そして彼

にリーダーシップの評価・フィードバックを提供していなかったことを後悔した．反省と今後の戦略の検討のために，リーダーの在り方について改めて考えることにした．

▌ Leadership skills

◇ リーダーシップとは何なのか？（What）
◆ リーダーとリーダーシップ

　読者の皆さんは「リーダー」「リーダーシップ」と聞いてどういったイメージを抱くだろうか？ Leaderの「指導者・先導者」といった語意や，歴史的な英雄や偉人などが思い浮かび，どこか"卓越した存在"やその存在が発揮するものを想像される方も多いのではないだろうか．確かにリーダーは大小を問わず組織を導く存在である．一方，リーダーシップの定義は様々ではあるが「組織のビジョンや価値観・目標を設定し，組織を刺激し促進するスキルや過程」のことを指し，"誰が"行うかは重要ではない．リーダーシップというものが何であるかは現在も研究が続けられており，唯一それが正解というリーダーシップ論というものは無いのが現状である．はっきりしていることは，リーダーシップは"卓越した誰か"だけが発揮できるというものではなく，誰もが修得・実践可能なプロセスあるいは伸ばすことのできるスキルということである．医療従事者には，このリーダーシップについての教育はあまりなされていないが[1]，多職種連携が必須である現代の複雑化した医療現場でこそ，リーダーシップについての理解が進む必要がある．

◆ 心の知能指数とリーダーシップ（Box 1）

　Emotional Intelligence Quotient（EQ；心の知能指数）とは，自分自身と他者の感情を理解する認識力と，その感情への反応・行動をコントロールする力を指す．多くのリーダーシップ理論がある中で，EQ がリーダーシップの基盤となることが注目されている．Goleman は EQ の 5 つの構成要素を挙げ，リーダーがこれらを身につけ，高めていくことが優れたリーダーシップの発揮に必須であるとしている[3]．

▍ Troubleshooting

◆ リーダーシップとマネジメント，フォロワーシップ（Box 2）

　「リーダーは正しいことを行う者であり，リーダーシップは変革と変化を生み出す」「マネジャーは正しく実行する者であり，マネジメントは秩序と一貫性を提供する」といったように，リーダーシップとマネジメントは別個の概念である．しかしながら，リーダーシップのないマネジメントは変革と変化に欠き，マネジメントのないリーダーシップでは連携不足に陥るため，組織の成功のためにはどちらも無くてはならない[4]．どちらかだけを行うのではなく，リーダーはマネジメントも行う必要があり，リーダーシップとマネジメントの統合が必要である．また，リーダーは何よりも自発的なフォロワー（部下）を獲得する必要があり，「リーダーシッププロセスにおけるフォロワーの役割を考慮せずに，リーダーシップを十分に理解することはできない」[5]とされるほど非常に重要な存在である．フォロワーはリーダーに影響を与えるだけでなく，ともに創造し，リーダーシップ行動を変えることができる．そしてリーダーは常に 1 人というわけではなく，リーダーがフォロワーシップの役割を果たすこともあり，これがチームの中で機能するリーダーシップの型を理

BOX 1　仕事における EQ の 5 つの構成要素（文献 3 より）

	定義	特徴
自己認識 Self-awareness	・自身の気分，感情，衝動を，それらが他者に与える影響も含めて認識し理解する能力	・自信 ・現実的な自己評価 ・ユーモアに自己批判できるセンス
自己制御 Self-regulation	・破壊的な衝動や気分をコントロールあるいは転換する能力 ・判断を保留する傾向／行動する前に思考する傾向	・信頼性と誠実性 ・曖昧さへの順応 ・変化への寛容さ
やる気 Motivation	・金銭や地位に勝る動機をもって働く情熱 ・エネルギーと根気強さをもって目標を達成する性質	・達成への強い意欲 ・失敗に直面しても楽観的 ・組織的コミットメント
共感 Empathy	・他者の感情構成を理解する能力 ・他者の感情反応に応じて人と接する能力	・優れた人材を育成し保持する専門的技術 ・異文化への配慮 ・クライアントや顧客に対するサービス
社会的技能 Social skill	・人間関係の管理とネットワーク構築に熟達していること ・共通基盤を見つけ信頼関係を構築する能力	・変革誘導における有効性 ・説得力 ・チーム構築と先導の専門技術

BOX 2　成功のために必須かつ相互に関連する活動とそれぞれのキーワード

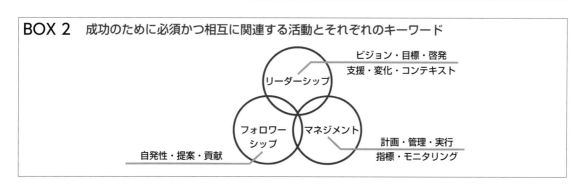

解・構築する役に立っていく．リーダーは，フォロワーが帰属意識を高めて自立的に行動するようになるために，自身が置かれている状況・コンテキストを理解し，ビジョン・目標を啓発していく必要がある．

◆ エゴはリーダーシップの敵

リーダーは出世すればするほど，エゴが肥大化するリスクがあり，抑制されないエゴはリーダーの視点をゆがめ，価値観をねじ曲げる可能性がある[6]．基本的に，肥大したエゴは私たちに強い確証バイアス（自分の考えや仮説に沿うような情報のみ集め，仮説に反するような情報は無視する傾向）をもたらし視野を狭くする．このような「（特に圧倒的な成功と結びついた）権力を何年も持ち続けることの障害」は，ヒュブリス症候群（hubris syndrome; 思い上がり症候群または傲慢症候群）と言われる[7]．ヒュブリス症候群を避けることのできる断固としたリーダーは，権力を維持しながらも個人的な謙虚さを保ち，以前のライフスタイルを維持し，権力で着飾ることを回避することに注意を払っている．破壊的なリーダーシップが生まれる要素として「毒の三角形（Toxic Triangle）」（Box 3）には気をつけておいたほうがよい[8]．

◆ リーダーにもフィードバックが必要である

チームのトップであるリーダーは，誰かに指導されることはないのだろうか．リーダーは，エゴの無自覚な肥大化や道の誤りが起こる前に，軌道修正してくれる存在を探さなければならない．特に，リーダーの良き話し相手となって理解し，適切に指導・フィードバックしてくれる役割となる「メンター」[*1]の存在はリーダーにも必要である．メンターは上司であることが多いが，リーダーはメンター以外にも率直にアドバイスを求める姿勢をもち，部下を含めた周囲からフィードバックを受けることが非常に重要である．部下はリーダーに発言するのがどうしても遠慮がちになり，むしろリーダーに同意したり機嫌を取ったりする傾向が強くなるものである（それがリーダーのエゴをくすぐる要因にもなる）．改善すべき点を聞くのは労力のいることではあるが，日ごろからネガティブな感情を受け入れることや，相手が話していることを理解するようにすること，フィードバックをチームの習慣にすることなどが，「Radical Candor（徹底的な本音）」[*2]を引き出すためのコツであり，そういったスキルも学習可能である[9]．自分の行動を異なる視点から見ることができるようになるためにも，リーダーにはフィードバックが必要不可欠である．

Future tasks

◆ 医療現場におけるリーダーシップ（Box 4）

現場の医師（特に若手医師）がリーダーシップに参画したり，マネジメント業務に就いたりする

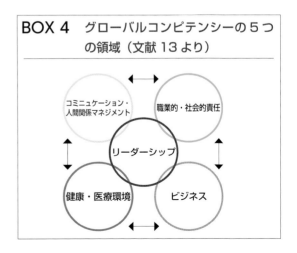

BOX 3　毒の三角形（文献8より）

破壊的なリーダー
カリスマ
私的権力
ナルシズム
ネガティブなライフテーマ
嫌悪のイデオロギー

影響を受けやすいフォロワー
同調者　満たされていない要求
中核的自己評価が低い
低い成熟度
共謀者　野心
類似の世界観
危険な価値観

破壊を助長する環境
不安定さ
脅威認知
文化的な価値
チェックとバランスの欠如
無力な組織

BOX 4　グローバルコンピテンシーの5つの領域（文献13より）

コミュニケーション・
人間関係マネジメント

職業的・社会的責任

リーダーシップ

健康・医療環境

ビジネス

ことに，時に冷ややかな（「臨床を疎かにしている」などという）目が向けられることがある．しかしながら，効果的なリーダーシップはチームパフォーマンスを向上させ[10]，医師の満足度の向上やバーンアウト率の低下にも繋がるとされており[11]，臨床医が組織のマネジメントに関わることは非常に重要なことである[12]．「政治的」という言葉に対する潜在的な嫌悪感もある（＝腹黒そう）かもしれないが，医療現場のリーダーシップにおいても，組織内外の政治的理解や健全な政治的スキルは当然必要である．欧米では，学会によってはリーダーシップやマネジメントの学習機会が提供されており，卒前・卒後教育にプログラムが組み込まれるなど関心が高まってきている．日本では医療従事者に対するこれらの学習機会はまだ少ないが，今後重要性が増していくだろうと考えられる．

　医療には「患者のため」という絶対的な共通目標がある．医療現場におけるリーダーシップを考えるとき，この大きな共通のビジョンに加え，それぞれのチームのビジョンも達成するようなリーダーシップを発揮することで，さらなる医療の質の改善に繋がるのは間違いない．医療マネジメントに関するグローバル・コンソーシアムは，医療マネジャーが示すべきコンピテンシーを5つの領域に分類しており，リーダーを育成する際の参考にしていただきたい[13]．今後，リーダーシップの考え方が広く認識され，多くの人材が参画できるような文化が育まれることが望まれる．

glossary

*[1] **メンタリング**：メンターの語源は，ホメロスの長編叙事詩「オデッセイア」の登場人物「メントル（Mentor）」と言われており，オデュッセウス王の親友であるメントルは，王の息子テレマコスの良き指導者，良き理解者，良き支援者として描かれている．ここから，支援する側をメンター，支援される側をメンティーと呼び，メンティーの「キャリア支援」と「社会人としての成長支援」そして「メンターの成長」をも目的とした対話がメンタリングとされる．

*[2] **Radical Candor**：Kim Scott が提案する「心から相手のことを気にかけながら，必要なことを率直に伝える」というマネジメント・スタイルである．「Care Personally」と「Challenge Directly」の2軸でマネジメント・スタイルを4つに分けて解説してある（Radical Candor はこのうちの一つで，両軸の要素があるもの）．

References

1) Perry J, Mobley F, Brubaker M. Most Doctors Have Little or No Management Training, and That's a Problem. Harv Bus Rev. 2017. (https://hbr.org/2017/12/most-doctors-have-little-or-no-management-training-and-thats-a-problem)
2) Hu J, Zhang Z, Jiang K, et al. Getting ahead, getting along, and getting prosocial: Examining extraversion facets, peer reactions, and leadership emergence. J Appl Psychol. 2019;104(11):1369-1386.
3) Goleman D. What Makes a Leader? Harv Bus Rev. 2004. (https://hbr.org/2004/01/what-makes-a-leader)
4) Gosling J, Mintzberg H. The Five Minds of a Manager. Harv Bus Rev. 2003 (https://hbr.org/2003/11/the-five-minds-of-a-manager)
5) Uhl-Bien M, Riggio RE, Lowe KB, et al. Followership theory: A review and research agenda. Leadership Quarterly, 2014;25(1):83–104.
6) Hougaard R, Carter J. Ego Is the Enemy of Good Leadership. Harv Bus Rev. 2018. (https://hbr.org/2018/11/ego-is-the-enemy-of-good-leadership)
7) Owen D. Hubris syndrome. Clin Med (Lond). 2008;8(4):428-432.
8) Padilla A, Hogan R, Kaiser RB. The toxic triangle: Destructive leaders, susceptible followers, and conducive environments. The Leadership Quarterly. 2007;18(3):176-194.

9) Scott K, Fosslien L, Duffy MW. How Leaders Can Get the Feedback They Need to Grow. Harv Bus Rev 2023. https://hbr.org/2023/03/how-leaders-can-get-the-feedback-they-need-to-grow

10) D'Innocenzo L, Mathieu JE, Kukenberger MR. A Meta-Analysis of Different Forms of Shared Leadership-Team Performance Relations. Journal of Management. 2016;42(7):1964–1991.

11) Shanafelt TD, Gorringe G, Menaker R, et al. Impact of organizational leadership on physician burnout and satisfaction. Mayo Clin Proc. 2015;90(4):432-440. PMID: 25796117

12) Veronesi G, Kirkpatrick I, Vallascas F. Clinicians on the board: what difference does it make? Soc Sci Med. 2013;77:147-155.PMID: 23232025

13) International Hospital Federation. Leadership Competencies for Healthcare Services Managers. 2015. https://ihf-fih.org/wp-content/uploads/2023/01/IHF_Leadership-Competencies-for-Healthcare-Services-Managers.pdf

依頼論文 8

リーダーシップのための異文化理解

蟹江 信宏
Nobuhiro Kanie MD, DTMH

国境なき医師団
〒 162-0045 東京都新宿区馬場下町 1 － 1 FORECAST 早稲田 FIRST 3 階
Email: messageboard@tokyo.msf.org

Recommendations

・異文化環境における活動には十分な事前情報収集を行い，相手の文化的背景への理解を深めることが重要である．
・異なる文化圏に進出した際の最初のステップは，状況認識の実施である．
・異文化理解能力（Cultural intelligence, CQ）を適用および実践する．

Highlight

異文化におけるリーダーシップはそれまで慣れ親しんできた"自分のやり方"では通用しないことが多い．それは自分と異なる宗教，文化圏の考え方に相違があるからである．異なる宗教，文化圏の情報収集を行い，Cultural intelligence という異文化に適応し，さまざまな文化的背景を持つ人々と働くことのできる能力を実践しながら状況認識を行うことでリーダーシップを発揮できる土台ができる．

Cross-cultural understanding for leadership

It often difficult for health providers in cross-culture situations to show leadership in their familiar way. It's because there are differences in the ways of thinking between religious and cultural areas. Therefore it is required to get information on the different religious and cultural areas, by practicing cultural intelligence, 1. Be curious, 2. Develop an awareness of self in relation to others, 3. Start with an open mindset, 4. Develop an awareness of your own biases, 5. Putting yourself into situations where you have to work with people having various kinds of cultural backgrounds will bring about the basic ability to show leadership.

Keywords

異文化理解能力（cultural intelligence），信仰体系（belief system），状況認識 (situational awareness)

Rule

・事前の情報収集，状況認識を行う．
・Cultural intelligence を実践する．

Challenge case「新生児蘇生の訓練に反発を受けた医師」

中東イエメンは 2015 年からの内戦により「世界最悪の人道危機」と言われ，いまだ人口の約 7 割が支援を必要とし，国内避難民は 400 万人以上にのぼる（国連難民高等弁務官事務所，2022 年）．

小児科医安達はイエメンのとある周産期病院にチームリーダーとして派遣されることとなった．

イエメンでは高い新生児死亡率，新生児仮死の多さが問題となっていた．安達は就任しすぐに現地スタッフ向けの新生児蘇生のトレーニングと新生児蘇生に必要な人材，物品，動線の整備を開始した．新生児蘇生はそれまで助産師および産婦人科医にて行われていたが，医師や看護師も加えることとした．

しかし現地スタッフからは反発の声が上がり，トレーニングに参加するスタッフもわずかであった．なぜ反発があがったのだろうか．

新生児蘇生は出産直後の新生児へのケアであり分娩中から立ち会うことが多いが，分娩中に男性医師や男性看護師が立ち会うことは許されないという．イエメンでの主な宗教はイスラム教であり，イスラム教徒の女性はヒジャブと言われるスカーフのようなもので顔や手以外の全身を覆い，婚姻や血縁関係のない男性がいる場において肌を露出してはならない (Box 1)．そのため陰部や肌が露出する分娩に男性が立ち会うのは容認されないのだ．宗教に比較的疎い日本人からすれば，赤ちゃんの命と宗教のどちらが大切なのかと問いたくなるが，彼らにとって宗教とはそれほど大切なのだ．

Leadership skills

国境なき医師団 (Médecins Sans Frontières, 以下 MSF) は 1971 年に設立された非営利の医療・人道援助団体である．その活動は 9 割以上が民間からの寄付で成り立っており，人種・政治・宗教に関わらず独立・中立・公平な立場で人道援助活動を行なっている．アフリカや中東，アジア太平洋など世界 72 の国と地域におけるさまざまな異文化の地で活動している（2021 年度実績）．

MSF は異文化でリーダーシップを発揮できる能力として Cultural Intelligence(CQ) を挙げている．

BOX 1　ヒジャブを着た女性たち

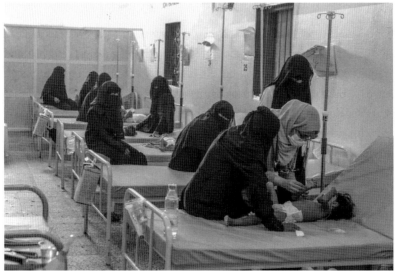

© MSF/Majd Aljunaid
Ad Dahi rural hospital, Hodeidah, Yemen（2022）
Patients are receiving treatment in the diarrhea treatment center in Ad Dahi.

Cultural intelligence(CQ)

CQ とは単に異文化を認識するだけでなく，文化的に適応し，さまざまな文化的背景を持つ人々と効果的に働き，関わることができる能力のことである．その実践方法として以下の5つがある．

1．Be Curious

好奇心を持ち，他の文化について学ぶことに関心を持つ．他の人々の行動を観察し，疑問が湧けば適切な方法でもって質問することを厭わない．

2．Develop an awareness of self in relation to others

自分の文化的背景や経験が自分の考え方にどのような影響を及ぼしているか，また，他の人々の行動が文化や経験によってどのように決定されているかを具体的に模索し，相違点と類似点を探る．特定の文化圏の人すべてが同じ考えを持っているわけではないこと，世代や経済状況などによって違いがあることを意識する．

3．Start with an open mindset

異文化を観察しているとき，自分が決めつけていることに気がついたら思考への介入を行う．"面白いな，もっと知りたいな"と思うことで，自分の考えを再構築する．そうすることで自分の偏見を意識できる．

4．Develop an awareness of my biases

他の文化や伝統に対する自分の偏見について自覚を深める．そのような偏見から脱却しうる方法を学び，実践する．実践を伴わない意識は人を文化的な無知のままにしてしまう．

5．Put myself in situations

異なる文化を持つ人々との状況に自分自身を置き，上記の4つの方法を実践する．

Trouble shooting：

◆ Briefing

MSF では活動を開始するにあたって異文化に対する理解を深めるための事前説明がある．たとえば中東イエメンでの活動ではイスラム教徒に対する礼儀を学ぶ．足を組んだときに足の裏が相手の方を向くことは失礼にあたる．異性に握手を求めてはいけない．人前で叱ってはならない．などといったことだ．例えば日本で家に異文化の相手を招いた際に土足で上がってきたらどう思うだろうか．日本では靴を脱いで家に上がるんだよと優しく諭す方が多いと思うが内心では悪印象であろう．

◆ 状況認識

しかし一方で事前に得た情報で全てを理解したつもりになることは危険である．上述のCQの実践2.で述べたように特定の文化圏の人すべてが同じ考えを持っているわけではなく，個人によっても異なる．そのため異文化に入り込んでまず行うことは状況認識である．状況認識においてもCQの実践に沿って行う．とくにその施設でのルールや習慣は一見変わったルールや習慣でも多くの場合は，そこに至った複雑なプロセスや理由があり理解に時間を要する．その状況認識を十分に行なってはじめてリーダーシップを発揮することができる．

Future tasks

今回述べたのは自分が異文化のチームに入り込んでリーダーシップを発揮するための土台についてである．しかし，多種多様な人種・世界観が混在する日本においても異なる文化圏の患者や同僚などを相手にリーダーシップを発揮する場面が多くなってくると予想される．そのような場合においても今回述べた方法は有用であり，自分の属する文化圏が多数派となる場合は，少数派に対してより注意深く Cultural intelligence を発揮しなければならない．

依頼論文 9

目的から考える

塙 孝哉
Takaya Hanawa MD

アイリス株式会社 主任研究員, エフバイタル株式会社 顧問
〒 100-0006 東京都千代田区有楽町 1 丁目 10 番 1 号 有楽町ビル 11 階
email : thanawa-tky@umin.ac.jp

Recommendations

- 観察と行動を繰り返しながら少しずつ状況を改善していく OODA ループの考え方は, 予測困難な状況に対して効果的だ.
- OODA ループを成り立たせるのは, タスク (具体的な作業内容) ではなくミッション (達成したい目的) を重視し, 現場の創造性に任せることだ.
- 目的を達成するための手段なら, 先例に拘泥することなく, 異分野からも導入して組み合わせていく柔軟さが肝要である.

Highlight

　VUCA と称されるような予測困難な環境においては, トップダウンで計画を立て, 具体的な作業内容をタスクとして指示する従来のやり方が通用しないことがある. 環境の変化が急速すぎる場合は, アジリティ (機敏性) を担保するために OODA ループを活用することが有効だ. OODA ループは, 観察と行動を現場で迅速に反復しながら, 少しずつ事態を改善していく枠組みである. OODA ループを成り立たせる鍵は, タスク (具体的な作業内容) ではなくミッション (達成したい目的) にこだわって, 現場の創造性に任せることだ. 目的達成のために最適な戦略は, 必ずしも過去の延長線上にある訳ではなく, 場合によってはシステム自体の革新も必要となる. トップダウンのタスク指示に限界を感じたときは, 発想を速やかに切り替えて, 目的のために最適な手段を異分野からも柔軟に導入したい. そのような試行錯誤を応援する風土が大切である.

Mission-oriented action

In unpredictable situations labeled as VUCA (Volatility, Uncertainty, Complexity, and Ambiguity), conventional top-down approaches may not be effective. VUCA often involves rapid changes, and when confronted with such changes, leveraging the OODA (Observe, Orient, Decide, Act) loop framework can be an effective way to maintain agility. The OODA framework involves accelerated cycles of observation and action, gradually improving the circumstances. In order to sustain the OODA loop, it is essential to focus on the mission (the desired objective) rather than the specific task, allowing room for on-site creativity. Since the optimal means to achieve the mission may not necessarily lie on the extension of past practices, the transformation of the entire system itself may be warranted. As such, achieving the objective often requires promptly switching perspectives and flexibly introducing optimal methods from various fields, especially when the benefits of top-down approaches are limited. Fostering an environment that encourages such trial and error is of utmost importance.

Keywords

VUCA（ブーカ） OODA Loop（ウーダループ） Agility（アジリティ） Mission（ミッション）

Challenge case

「トゥルルルル……トゥルルルル……」

数千人の職員を擁する大規模病院で災害対策チームを指揮する鈴木は，鳴り止まない着信音に頭を抱えた．長期入院していた患者が新型コロナウイルス陽性と発覚した一昨日の朝から，部下の佐藤と対策を続けているものの，感染は複数の病棟に拡大し，状況は悪化の一途を辿っていた．

大震災の教訓をもとに整備された病院のマニュアルでは，不測の事態が発生した場合，情報を電話で災害対策チームに集約する手はずとなっていた．全院の状況を細密に調査し，病院の幹部と対応策を協議して，決定事項を再び電話で指示するのだ．今までにも何度か大きな地震を経験したが，いつもこの方式で上手くいっていた．

しかし今回は，何かが異なっている．昨日対応策を協議している間にも，続々と新たな職員や患者の感染が確認され，問題は指数的に増大して，前提が何度も覆された．指示を伝えた直後から，「既に状況が変わっているためどうしたらよいか」という折り返しの問い合わせで，電話回線がパンクした．

今は佐藤と2人で，可能な限り早口の電話返答を行っているが，受話器を置いた瞬間に次の問い合わせが鳴り響く．先ほど対応した電話の相手は，もう1時間以上も電話をかけ続けたと言っていた．現在どの場所で，どのような問題が起きているのか，既に誰一人として把握できなくなっている……．

Leadership skills

◆ OODA ループの活用

状況が刻々と変化し，予測が困難な事態に直面したとき，トップダウンの PDCA サイクルが必ずしも効果的ではないことがある．計画立案の間に状況が悪化したり，初めから情報が不確かで，全体の計画を練ることができなかったりするためだ．そんなときは，観察と行動を迅速に反復しながら現場で少しずつ事態を改善していく OODA ループのフレームワークが有効に機能する可能性がある．

OODA ループは，Observe（観察），Orient（判断），Decide（決定），Act（行動）の頭文字をとった言葉である．Plan（計画）ではなく Observe（観察）から始め，観察から行動までのループを迅速に反復することが重視される（Box 1）．

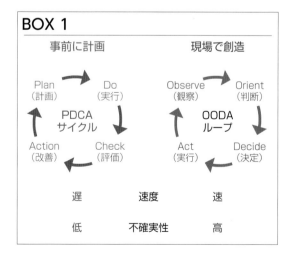

BOX 1

◆ スノーモービルを組み立てよ

OODA ループを高速で回すために必要なのは，タスク（具体的な作業内容）ではなくミッション（達成したい目的）を重視して，現場の創造性に任せることである．時にシステム自体も変革しながら，目的のためにあらゆる手段を導入する必要があるとされる．

目的のために最適な手段は，必ずしも過去の経験から引き出されるものではない．よく引用される例は，スノーモービル（小型雪上車）の組み立てだ．大雪の中で長距離を高速移動しなければならなくなったとき，スキー板を履いて走る練習をひたすら繰り返しても限界はある．その場合は，スキーの板と，自転車のハンドルと，重機のキャタピラと，ボートのエンジンを組み合わせて，スノーモービルを組み立てた方がよいというわけだ（Box 2）．

Troubleshooting

◆ OODA ループを回し始める

電話対応を行っていた佐藤は，状況を観察しながら，「対応策を迅速に全体へ伝達する手段」が必要だと気づいた．スノーモービルの組み立てに似た方法で，有効活用できるものがないかを考慮した結果，どの病棟にも電子カルテ端末用の院内ネットワークが引かれていることに思い至った．佐藤はいったん電話対応を中止し，鈴木に提案を伝えると，情報システム管理室に赴いて，院内ネットワークを利用した掲示板を設立した．掲示板を用いて問い合わせに対応するようになってから，電話の待ち時間は激減し，リアルタイムで問題を把握し，対策を立てることが可能になった．

電話が鳴り続けている状態を観察（Observe）し，直接的な一対一の情報伝達方法では不十分だと判断（Orient）し，院内ネットワークを用いた

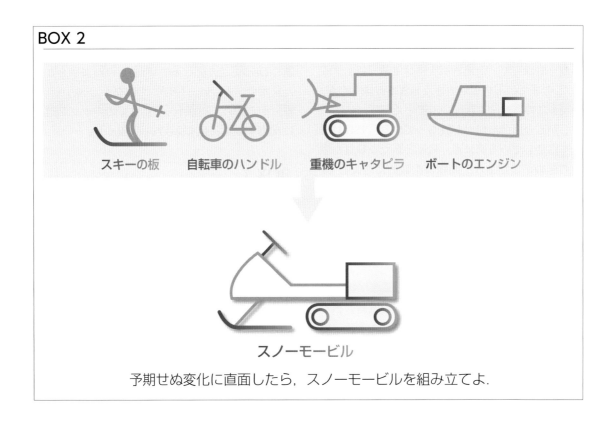

BOX 2

スキーの板　自転車のハンドル　重機のキャタピラ　ボートのエンジン

スノーモービル

予期せぬ変化に直面したら，スノーモービルを組み立てよ．

コロナ対策掲示板の設立を決定（Decide）し，情報システム管理室で掲示板を設立する（Act）という佐藤の行動は，それ自体が一つの OODA ループである．そして，この OODA ループが成立したことにより，予測困難な状況（VUCA[1]）に対応する能力（Agility[2]）が向上し，派生する多数の OODA ループへと繋がっていった．

Future tasks

◆ タスクからミッションへ

従来の方法に限界を感じた時，目的に適した手段を柔軟に探究できることは重要だが，それと同様か，それを上回るほど，その探究を支持する体制の重要性が大きい．

今回のケースで，電話対応の限界を超えるために情報システム管理室へ駆け込もうとした佐藤を，上司の鈴木が糾弾していたらどうなっただろうか．院内ネットワークを利用した掲示板を設立したことは，早口で電話対応を続けることの延長線上にはないのだから「指示通り電話対応を続けろ」「電話対応を中断して情報システム管理室へ行くなどまかりならん」と，方法を強制することもできたが，鈴木がそうしなかったからこそ，問題は解決へと向かい始めたのである．

皆がスキーの練習をしている時，スノーモービルを組み立て始めた仲間を応援できるのは，手段に固執せず目的を理解する人である．目的を理解する人たちがスノーモービルの組み立てを支持することで，スノーモービルは完成し，私たちをより速く，より遠くまで連れて行ってくれるだろう．

Glossary

[1] **VUCA（ブーカ）：** 予測困難な状態を表す，Volatility（変動性），Uncertainty（不確実性），Complexity（複雑性），Ambiguity（曖昧性）の頭文字．「Volatility（変動が激しすぎる）なら Agility（機敏性）を確保すればよい」など，分類自体が思考に役立つこともある．

[2] **Agility（アジリティ）：** 外の世界で起きる，種々の目まぐるしい環境変化に対して，自らの方向性を速やかに変化させることのできる能力．機敏性．OODA ループの活用は，Agility の担保に寄与する．

References

1) Bennett N, Lemoine GJ. What a Difference a Word Makes: Understanding Threats to Performance in a VUCA World. Business Horizons. 2014; 57: 311-317.

2) チェット・リチャーズ著, 原田勉訳. OODA LOOP. 第 1 版, 東洋経済新報社. 2019, p350.

3) Boyd JR. A Discourse on Winning and Losing. Air University Press. 2018, p400.

依頼論文 10

若い世代とのコミュニケーションや育成に適用するコーチングスキル

長尾 大志
Taishi Nagao MD, PhD

島根大学医学部 地域医療教育学講座 教授
〒693-8501 島根県出雲市塩冶町89－1 共同研究棟4Ｆ
email：tnagao@med.shimane-u.ac.jp

Recommendations

- 世代による時代背景の違いを認識する.
- 特に近年，思考の多様性が認識されてきている.
- 昭和の教育法は令和世代にとって受け入れ難い.
- コーチングの手法を用いることで，異なる世代間の相互理解が促進される

Highlight

令和時代の初期キャリア教育は，昭和時代の過度に厳格な指導とは異なり，傾聴や承認といったプロセスを通じて行うことが必要であること認識されている．そういう現場でリーダーシップを発揮するためには，コーチングの技法（傾聴・質問・承認・フィードバック・提案）を用いることが勧められる．

Coaching skills for the use of communication and fostering with younger generations

Early career counseling in the Reiwa era(after 2019) , is different from the excessively severe instructing in the Showa era(before 1989), is recognized to be conducted through the process of such as listening attentively and acceptance. In order to show leadership in medical practice, it's recommended to use coaching skills including listening attentively, questioning, acceptance, feedback and making proposals.

Keywords:

傾聴 (listening attentively), 質問 (question), 承認 (acceptance), フィードバック (feedback), 提案 (proposal)

Rule

- リーダーシップを発揮する際，昭和型の「指導主導型」の手法では，従属者や初期段階の研究者が従うのは困難である.
- コーチングの「モデル」を習得することにより，自然に「令和世代の指導法」を習得することが可能となる.

■ Challenge case 昭和型の「指導主導型」に代わる「令和世代の指導法」とは？

江田島は経済泡沫の末期に医学部を卒業し，昭和世代の最後の教育パラダイムを経験した世代の一人である．家庭では親に叱られたりグチグチ嫌味を言われたりして育ってきた．小学校や塾でも，いわゆる体罰（ビンタされたり竹刀で殴られたり）を普通に受けてきて，それが当たり前だと思ってきた．医師になってからも指導医からきつい言葉で叱責されたが，特にそれに疑問を持つことなく臨床医として日々を過ごしてきた．

彼の長男が生まれた頃はちょうど平成に入ってしばらくした頃で，自分が受けてきたやり方から脱却することはできずに，長男に対しては体罰とまではいわないまでも厳しく接していた．同様に臨床現場でも上司となった彼は部下や後輩を厳しく指導し，「パワハラ上司」などと陰口を言われるようになった（Box1）．そして長男も中学校に上がる頃から口を利かなくなり，折しも厳しく育てられた息子が事件を起こした，などの報道を目にするようになり，このままではいけない，と思うようになった．しかしいったい何をどうすればいいのか，見当もつかない状態である．

◆ パラダイムシフトに追従する

その結果，江田島は子育てに関連する文献や論文を精読するようになった．彼は体罰が効果的ではないとの見解や，子供は叱責するのではなくねぎらいながら育てるべきという学説に気づき，子育てに関するパラダイムシフトを実感するようになった．

長女の育児に際しては，性別を考慮し，方針を転換．可能な限り彼女の立場を理解し，ねぎらいながら育てるアプローチを採用したところ，親子の関係が改善された．長男との関係も改善し，「叱らない子育て」「褒めて育てる子育て」というものを実践できるようになったと実感した．

実際に，彼の子供たちと同世代，すなわち，「ミレニアル世代*¹からのZ世代*²」の若手医師や医学生たちが彼の前に存在する．この世代は，世の中のムードを考えても，当然小中学校などで体罰を受けることなどはほとんどなく，厳しく育てられるということもなく，いわゆる「ゆとり教育*³世代」とも重なってくるところがあって，同級生や同僚の前で叱られるとか，厳しい言葉をかけられるとかいったこともこれまでの人生で経験していないのではないかと思うに至った．それが成人して，社会に出て初めてそのような厳しい言葉をかけられたりすると，世代の古い江田島たちとは耐性が異なり，容易に心が折れ，ドロップアウトしたりするケースが増えてくるであろうと想像された．

■ Leadership skills

経験年数を重ねる医師は，必然的に下位層や新進者への指導を求められる．その際，医療現場におけるリーダーにとって，同僚や後継者との円滑な人間関係を構築する技術は絶対に不可欠である（Box2）¹⁾．「技術」と明示的に指定したのは，これが後天的に習得可能なスキルであり，必ずしも「性格」や「性格特性」に依存するものではないからである．これらのスキルの一つとして，コー

BOX 1　旧世代の指導

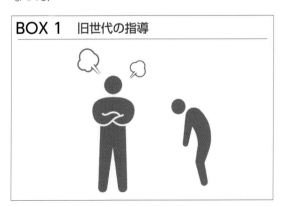

BOX 2　令和の指導

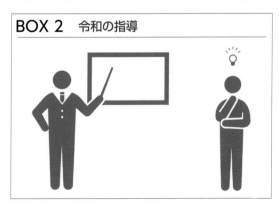

チングの方法論が存在する.

◆ コーチングの技法

　コーチングとは一対一の対話を通じて，学習者が目標達成に必要な知識・思考パターンを獲得し，行動を促進するプロセスと定義される[2]．単に技術や知識を受け入れる従来の教育法とは異なり，コーチングの主要な役割は学習者自身の洞察を促進し，それに基づいて設定した目標の達成を支援する活動にある．つまり，従来の教え込む方式よりも，学習者が自主的に学ぶことを強調する．この方法は，学習者の自発的なモチベーションを引き出し，前向きな学習行動を支援する戦略として用いられる.

　具体的なアプローチは複数あるが，主要なプロセスは，①傾聴（学習者が抱く思考や感情を無予断で吸収する），②質問（学習者が気付きを得るような質問をする），③承認（学習者の考えや思いを認める），④フィードバックからの提案（学習者に新たな視点を提供する），などのパートからなっている（Box3）.

▌ Troubleshooting

　先に述べたような「今時の」若い学習者とのコミュニケーションや育成にあたっての基本的なスキルは，コーチングの技法として考えると理解しやすい．まず傾聴する．しかも共感を持って学習者に接することで，学習者の心理的安全性が保たれることになる．次に質問を発する．この質問もオープンクエスチョンを使って学習者が気づきを得ることができるような質問をする．ここですぐに教え込もうとすると学習者が受け入れにくいため，一見遠回りに見えるがこの過程が大事である.

　それから承認をするが，承認によって学習者が自信を持ちモチベーションを高めることになる．そしてフィードバックを行う．さらに提案をし，ここで修正が入ってくるが，頭ごなしの修正よりはこれらの段階を経ての提案であるがゆえに，学習者が受け入れやすくなっているところがポイントである．更に要望を重ねていくことで，さらなる成長を促すことになるが，あくまで命令・指令にならないように注意する必要がある.

▌ Future tasks

　コーチングスキルは徐々に一般社会に普及しており，その方法論についての理解の機会も増えてきていると思われるが，体系的なスキルを習得するには時間と労力が必要であり，そのハードルの高さから敬遠されがちな方もおられるかもしれない．しかしながら，「コーチングの基本的姿勢や思考パターン」は教育の領域で活動する全ての人々が修得しておくべき要素であり，また，将来的に続々と現われるであろう「新世代」の指導にも適用可能であろう．あまり構えず，まずは学習者と共感をもって対話することから始められたい.

　もちろんしっかりと体系だったコーチングスキルを身につけることでより効果的な教育につながることが期待されるため，出来ればすべての教育者が習得されることが理想である.

BOX 3　コーチングの流れ例

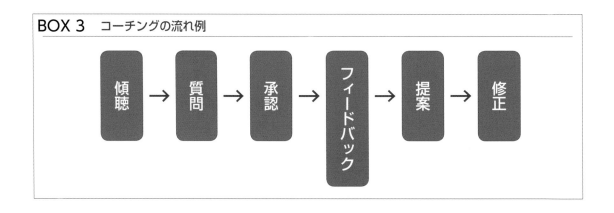

傾聴 → 質問 → 承認 → フィードバック → 提案 → 修正

Glossary

*¹ **ミレニアル世代：** 概ね 1980 年代序盤から 1990 年代中盤までに生まれた世代で，ミレニアム（新千年紀）である 2000 年以降に社会に進出する世代という意味で，ミレニアル世代と一般的に呼ばれている．概ね 1960 年代中盤から 1970 年代終盤〜 1980 年代序盤に生まれた X 世代と，次の Z 世代の間の Y 世代ともほぼ同義である．幼少期から青年期にかけて IT 革命，デジタルデバイスの普及を経験した世代である．

*² **Z 世代：** 概ね 1990 年代中盤から 2000 年代終盤〜 2010 年代序盤までに生まれた世代のことである．生まれた時点でインターネットが利用可能であった世代であり，デジタルネイティブ，スマホ世代ともいわれる．

*³ **ゆとり教育：** 日本において，1980 年度から 2010 年代初期まで実施されていた，「ゆとりある学校」を目指した教育である．知識量偏重型の詰め込み教育を是正し，思考力を鍛える学習に重きを置いた教育方針で，学習時間と内容を減らしてゆとりある学校を目指した．結果，学力低下が指摘され，2011 年度以降に学習指導要領が見直され学習時間が増加した．ちょうどミレニアル世代がゆとり教育を受けていた世代と重なり，ミレニアル世代の特徴とゆとり教育を関連付ける言説も少なからずみられる．

References

1) Sanjay Saint (著), Vineet Chopra (原著), 和足 孝之 (翻訳). 医療者のためのリーダーシップ 30 の極意, カイ書林, 2022.

2) Rangachari D, Brown LE, Kern DE. Clinical coaching: Evolving the apprenticeship model for modern housestaff. Med Teach. 2017 Jul;39(7):780-782. doi: 10.1080/0142159X.2016.1270425. Epub 2016 Dec 26.

Further reading

HOME ＞コーチングとは何か＞コーチングを知る
https://c-coach.jp/learn/

依頼論文 11

人的ネットワークの重要性はどのように理解すべきか

綿貫 聡
Satoshi Watanuki　MD

地方独立行政法人　東京都立病院機構　東京都立多摩総合医療センター
救急・総合診療科 / 医療安全対策室
〒 183-8524　東京都府中市武蔵台 2-8-29
email：sat.watanuki@gmail.com

Recommendations

・戦略的な人的ネットワーク構築は，若手医師の将来的なキャリア構築において重要な役割を果たす．
・有効な人的ネットワークの構築のためには，認知バイアス（ハロー効果）の存在を認識し，活用することが重要である．
・有効な人的ネットワークの構築のためには，弱いつながり（weak ties）理論や計画的偶発性 (Planned Happenstance) 理論を意識することが重要である．

Highlight

　年次の若い医師は，戦略的な人的ネットワーク構築の重要性に気づかないことが多い．人脈という言葉はネガティブに解釈されることもあり，自分の時間を診療能力向上のみに割く方が良いと考えられやすい．しかし，ミドルマネジャーとして活動するようになると，人的ネットワークの重要性を理解するようになる．有効な人的ネットワークを構築するためには認知バイアスを認識し，自分自身も評価されていることを意識する必要がある．また，弱いつながりや長期的な報酬を意識し，偶発的な出会いを活用することも重要である．

How should we understand the importance of human networks?

Young doctors often overlook the importance of strategic networking. The term "networking" carries negative connotations and they believe it's better to invest time in improving their medical skills. However, as they transition into middle management roles, they start understanding the significance of personal networks. To build an effective network, it is crucial to recognize cognitive biases and be aware of how others evaluate you. Additionally, it is important to consider weak ties and long-term rewards while actively leveraging serendipitous encounters.

Keywords

人的ネットワーク (human network)，認知バイアス (cognitive bias)，ハロー効果 (halo effect)，弱いつながり（weak ties），計画的偶発性理論（planned happenstance theory）

Rule

・戦略的な人的ネットワーク構築を意識して，キャリア構築につなげることが重要である．

Challenge case：「戦略的人的ネットワーク構築の不足」

医師Aは急性期病院において活躍している卒後15年目の総合診療医である．臨床能力や知識は十分に備わっており，後輩の医師からも頼りになる医師として信頼されている．ところが，医師Aがある院内横断的なプロジェクトに招聘された際，医師Aはどのように立ち居振る舞うのが良いかわからなくなってしまった．医師Aは診療業務とは関係ないところで時間を割くことは無益であると感じて，診療科以外の人的ネットワークの構築を意識的に行ってこなかったのである．また，診療業務・診療業務以外での医師Aの他職種への態度は必ずしも良くなく，関係性も良好ではなかった．プロジェクトが開始されてから3ヶ月が経過し，医師Aはもともとリーダーとしての活動を期待されていたにも関わらず，チームメンバーの協力を得ることはできず，その役割を果たすことは難しいだろうと評価されている．

Leadership skills

持論①：診療現場の若手医師にとって，戦略的な人的ネットワークの必要性が感じられることは比較的少ない

"人脈"という言葉を聴いて読者の方々はどのように思われるだろうか．若い年次の頃の筆者自身は，この言葉はいわゆる年長者が使う言葉であり，ややネガティブな要素を含んだ言葉として捉えていた．人脈という言葉には"能力評価や査定が適切に行われず，人脈やコネ（コネクション）があれば業務や能力評価を経ずに関係性や契約が成立する"，というような要素が含まれていると理解していたためである．

また，ビジネスにおける人脈づくりや関係性構築のために多大な時間を割いて交流を図っている事例を見聞きして，そのような一見"なんの役に立つかわからない"事柄に時間を割くくらいであれば，自分自身の診療能力向上に時間を割いたほうが良いと考えていたことも含まれている．

また，もう一つの要因として，戦略的に人的ネットワークを構築しなくても業務が成立していたことも要因の一つだったと考えている．

単一施設内における担当医としての患者を通じての医療職とのコミュニケーションや，症状・疾患などを通じての患者・患者家族とのコミュニケーションにおいては，"眼の前にやってきた患者の健康問題を解決する"という共通認識が存在し，公式な相談／コンサルテーション手順も現場の中に構築されており，「見える化」されている．

また，相手には給与という対価が業務に応じて支払われる．もちろん良好なコミュニケーションをベースとし，業務を通じた信頼の構築が仕事に良好に作用することは言うまでもないが，診療部門の指揮命令系統下において与えられた診療業務を行うのみであれば，戦略的に人的ネットワークを構築しなくても業務は成立するのである．（もちろん職場で働く人の名前をきちんと覚える，名前で呼びかけるなどの最低限の意識付けは必要であるが）

持論②：医師はミドルマネジャーとして院内横断的なプロジェクトなどに関わるようになると人的ネットワークの必要性を理解する

しかしながら，自分が年次を経て，臨床医としての能力値が人並みには整ってきたと感じられる段階に移ると，自分の解釈は徐々に変化してきた．

院内・院外において直接的な診療業務以外での新規のプロジェクトマネジメントに関与する機会が増えてきたのである．具体的には院内においては医学生見学対応の運営，M&Mカンファレンスの運営，総合診療部門の運営，院外においては東京GIMカンファレンス，妊娠と膠原病を考える会などでの代表世話人としての活動，医療の質・安全学会での診断改善WGの運営などがそれにあたる．先程述べてきたような関係性や手順などが明確でない中で，改善・解決すべき課題に向き合うためにビジョンを描き，語ることを繰り返し，フォロワーを獲得し，プロジェクトを前に進めるという変革のプロセスである．

このようなプロジェクトにおいては経営資源（ヒト・モノ・カネ・情報）をプロジェクトリーダーの側でスポンサーに対して確認するとともに，自

らの手で獲得していく必要がある.

　ときには十分な報酬ベースでの支払やインセンティブが存在せず,ともに時を過ごし体感する充実感であったり,プロジェクトの成功やそれに伴う実績の構築が対価になるような場合も多くあり,こういったプロジェクトを実行するミドルマネジャーにとって,人的ネットワークが要点になることは言うまでもない.

持論③:有効な人的ネットワークの構築のためには,認知バイアス(ハロー効果)の存在を認識することが重要である

　さて,有効な人的ネットワークを構築する上で,認知バイアスの影響とその判断について私見を申し上げたい.人が評価する以上,客観的な事実情報のみで評価が行われることは少なく,事前の人への判断が確実に影響を与える.認知バイアスの一種であるハロー効果では,ある対象を評価する時に,社交性や容貌などの一つの特徴が,一般的な印象全体に影響をあたえ,評価に歪みが生じることを示している.特に人事評価の観点で取り扱われることが多い話題である.

　ハロー効果にはポジティブな場合とネガティブな場合があり,ポジティブな場合の例としては有名な大学の卒業歴,専門医資格などを持って優れた医師であるかのように評価してしまうものである.また,ネガティブな場合の例としては面接会場にみすぼらしい格好で来場した場合に,仕事柄ふさわしくない態度と評価されて,能力や責任感などを疑われてしまうなどのものである.

　人事評価の場面で,眼の前の人の実際の技量やコミュニケーションを評価することを短時間の交流や単回の面接や見学などで行うことが難しい以上,不確実な情報の中で評価が行われることはある程度仕方がないが,このような認知バイアスの存在を疑い,目の前の事象を判断することは言うまでもなく重要である.

・持論④:有効な人的ネットワークの構築のためには認知バイアス(ハロー効果)を活用することが必要である

　しかしながら,逆に自分が人的ネットワークを構築する観点から見た場合,相手から査定されていることを意識する必要がある.

・どのような対象者からの紹介を受けてその場面にいるのか,相手にとって響く人的ネットワークとのアクセスを示せるか
・自分が構築しているキャリアや能力は相手からどのように見えているのか,わかりやすく「見える化」されているか
・相手にとって自分のキャリアや能力にフック(話題のきっかけ)となりうる要素があるか
・少なくとも相手からの評価を下げない程度に望ましい行動(コンテクストに沿った服装,社会的常識,態度など)ができるか

などの要素が相手にとって重要な判断材料になり得ることは至極当然であり,これを意識できるかどうかは重要な要素となる.

　もちろん自分の経歴や能力を偽ることは望ましくないが,もし人的ネットワークの構築において最大限の成果を出したいとその場に臨んでいるのであれば,自分の持っているものの効果を高める努力をすることが望ましいであろう.これは,医療職が試験を受験する際に最大限の勉強を行い,面接を受ける際に最大限自分のことをアピールするのとほぼ同一の事象であると,筆者は考えている.

持論⑤:有効な人的ネットワークの構築のためには弱いつながり(weak ties)と長期的なリワード(報酬)を意識することが重要である

　前述の内容のみでは,近視眼的な観点からの人的ネットワークのみが強調される可能性があるので,補足として"弱いつながりの力(Strength of Weak Ties)理論"の話題を提供したい.これは社会ネットワーク理論の一つであり,米国の社会学者であるマーク・グラノヴェッター(Mark Granovetter)によって1973年に提唱されている.この理論では,個人の社会的ネットワーク内における「弱いつながり」の重要性が強調されている.

つまり，あまり親密ではない友人や知人，遠い親戚，以前の同僚や同級生などとのつながりが，情報の流通や新たな視点や機会の発見に重要であるということである．密接なつながり（例えば，家族や親しい友人）が形成する「強いつながり」のネットワーク内では，情報や視点が重複しやすい一方で，弱いつながりを通じて接続された他のネットワークからは，新たな情報や視点が得られるという考え方に基づいている．

　その点で，自身からは短期的に，直接的に役に立たないように見える人的ネットワークの評価は慎重に行ったほうが良いと筆者は考えている．仮に，自分のキャリアや特性が現時点では相手にとって魅力的でなかったとしても，後に予想し得ないタイミングでフックとして機能してくる可能性もある．短期的なものだけではなく，長期的なリワード（報酬）を意識して人的ネットワークを保つ，育てることの重要性を意識すべきである．

持論⑥：有効な人的ネットワークの構築のためには計画的偶発性理論（Planned Happenstance Theory）を意識することが重要である

　最後に，"計画的偶発性理論（Planned Happenstance Theory）"というキャリア理論を紹介したい．これはジョン・D・クランボルツ（John D. Krumboltz）によって提唱された理論で，偶然の出来事や予期しない機会が人々のキャリアパスに大きな影響を及ぼすかもしれないという内容である．偶然の出来事を活用し，自身の利益につなげるために，具体的な行動としては，新しい経験を追求したり，未知の状況に自らを置くことで，新たな機会に出会う可能性を高めることが推奨されている．

　前述の弱いつながりの力（Strength of Weak Ties）理論のとおり，例えば新たなアイディアの創出や，新しい職場を探す際には，親しい友人や家族よりもむしろ疎遠な知人から重要な情報，異なる情報が得られることが多くある．情報の伝播を促進するためには，弱いつながりが必要なのである．

　また，これらの弱いつながりを増やしていくためには，計画的偶発性理論（Planned Happenstance Theory）に基づいて活動の範囲を広げ，偶然の出会いを意識的に機会として活用することが重要であると考えられる．

References

1) スティーブン P. ロビンス著，高木晴夫訳．組織行動のマネジメント，ダイヤモンド社，2009

2) 舟津昌平．組織変革論，中央経済社，2022．

3) Mitchell K, Levin SA, Krumboltz JD. Planned happenstance: constructing unexpected career opportunities. Journal of Counseling and Development. 1999: 77, 115-124.

4) Granovetter M. The strength of weak ties. American Journal of Sociology. 1973:78, 1360-1380.

5) 田久保 善彦．「人的ネットワーク」づくりの教科書，東洋経済新報社，2022

依頼論文 12

時代の流れとリーダーシップ

守上 佳樹
Yoshiki Morikami MD

医療法人双樹会 よしき往診クリニック院長
一般社団法人 KISA2 隊　OYAKATA
〒 615 － 8262　京都市西京区山田四ノ坪町 12-2 よしき往診クリニック
email：yoshikimorikami@gmail.com

Recommendations

・医療の大転換期における現状認識

・現状に対応する方法の認識

・方法を全うするためのリーダーシップ

Highlight

　現在の我が国の医療現場は急速な転換期を迎えている．過去から現在における必要なリーダーシップについても，転換して考える必要がある．リーダーシップをとる，という行為自体が，数多くの小規模な瞬間に生まれ，それらが集約されてチーム力の構築と卓越性を生み出し，それが真の価値を生むと言える．

Leadership in the flow and changing of the times

Today, Japanese medical care is faced with a rapid turning point in history. The author considers leadership as an awareness of the current situation. He insists leadership itself arises from a lot of small moments in medical practice, after aggregation, bringing about the building of a team's empowerment and excellence. In this paper he describes and touts the true value of leadership.

Keywords

　リーダーシップ (leadership)　チームビルド (team build)　KISA2（Kyoto Intensive Area Care Unit for SARS-CoV-2）

Challenge case「時代の潮流を的確に見据えるリーダーシップが求められる」

　医療は令和の時代に入り，著明な大転換期を迎えている．歴史的には戦後の破壊から回復し，他国に追いつくために，貧困を克服しながら人口が増え，成長を遂げた我が国の人口層が，ついに全体として高齢化した．高度成長期の大病院,救急,高度医療機器に重きが置かれ，病院志向の強かった我が国は皆保険制度の全国的な普及に伴い，ついに世界のトップレベルの医療技術大国となり，世界医師会長すらも日本人が務め上げることができた．素晴らしい成長であった．

　その後，先述の通り，絶え間ない労働とともに国の成長を支えてきた多くの人材が高齢化した現在,我が国は人口動態的にも少子化の影響を受け，全世界で最も高齢者が多い国となり，「医療の大転換」時期を迎える．

　先進医療から地域医療への転換，そして最大限の幸福を中心に据えたチーム医療の概念の登場が特徴的である．

　この現象は「地域医療構想」「多職種連携」というフレーズで日々称えられ，この概念を深く理解し時代の潮流を的確に見据えるリーダーシップが求められる時代が訪れている．

　著者のプロフィールを Box 1 に示す．

1.「地域医療構想」時代

　Challenge case で述べた通り，国中心，皆保険システム中心，高度医療機関中心とした中央集権的なシステムはもはやカバーリングする高齢者の人数が多すぎること，および，高齢医療学の観点からも，寿命が延びたことによる，「同一個体の体内に複数の疾患が同時に存在する」人々が増えたこと（85歳の成人を例にとれば，同時にがん，認知症，高血圧，脳梗塞後片麻痺，皮膚疾患，慢性腎不全，慢性心不全，便秘症などすべての疾患に悩まされている人が大勢いることは想像に難くない）により，対応を必要とする個体数と病態の数は指数関数的に増加している．

　我が国の高齢化の波は,さらに個々に救急医療，外来医療，入院医療のひっ迫，および在宅医療への移行を考慮しなければならない医療受給形態の問題が加わり，さらに追加的な要因として都会での医療，過疎地での医療，医療アクセスの問題が加わり，問題は複雑怪奇となってくる．

　ここで出てくる「地域医療構想」の概念は『各地域医療構想』であると置き換えたほうがわかりやすい．

BOX 1　守上佳樹プロフィール（もりかみ よしき／42歳）

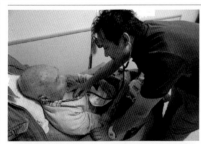
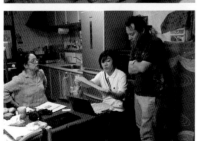

経歴

平成10年3月	私立六甲学院高等学校卒業
	広島大学学校教育学部卒業
平成14年3月	金沢医科大学医学部卒業
	京都大学医学部附属病院研修医
平成20年3月	京都大学医学部附属病院老年内科入局
	三菱京都病院総合内科勤務
平成20年4月	**医療法人双樹会 よしき往診クリニック開院**

資格

平成22年4月
日本内科学会　認定内科医
日本老年医学会認定　老年病専門医（指導医）

活動

平成29年4月
京都府医師会若手医療ビジョン委員，地域ケア委員
西京区介護認定審査会　委員
京都府警察医（西京警察署）　京都市学校医会常任理事
all 西京栄養を考える会顧問　日本危機管理医学研究会幹事
日本青年会議所医療部会員　KYOTO コレクション Dr
京都洛中 RC 会員

具体的には「都道府県，または市区町村の単位で，それぞれの地域に権限を与えるので，それぞれの地域で一番良い医療体制を敷いてくださいね，その代わり，責任も取ってくださいね，方法については権限を委譲します，ここまで複雑化した医療問題に関しては，一元化して責任をとれる部署はそもそもどこにも存在しませんよ」という構想である．

2　「多職種連携」組織（Box 2）

過去の歴史，一方的に尊重される「医師」のポジションからの「看護師」を含むコメディカルへと視点が広がる医療集団としての組織図は，現在では，患者を中心とした各職種のラウンド構造の組織図に変化している．

各大学，専門学校が医学部に限らず医療職への教育，学習の道を拓いている．医療保険システムに加えて介護保険システムが実装されているため，各種セラピストや介護支援専門員（ケアマネージャー），介護士（ヘルパー）や歯科医師，栄養士，など，様々な医療関連職種は増加している．

一つ目の段落で述べたように，対応が必要な患者の層や病態は多様化と複雑化の一途を辿っているため，医療者提供者も連携と連帯に基づくチーム医療の進化を追求しなければ時代に取り残される可能性があり，そのための対応策がこのタイプの組織化になる．

具体的には「多職種連携」は，『「信頼できる」多職種連携』と言い換えて，チームの形成が重要なポイントとなってくる．

Leadership skills

上記1，2により，時代は『各地域医療構想』に移り，『「信頼できる」多職種連携』がその対応方法であることを述べた．では，その二つを理解した上での現在の医療現場におけるリーダーシップ・スキルについては，もはや対応する地域，組織が違えば十人十色であってシステム論として論じることの意義は薄いと考えている．「最高のスポーツは何か」「最強の格闘技は何か」といった議論とあまり変わらないものと考えている．

そのような考え方の中で原点に戻って非常に重要なことは，苛烈なリーダーシップそのものの発生源となる．医療現場におけるリーダーシップは，医療職免許や組織ポジションを全て除いた，「その人自体の輝き」に集約されると思われる．また，その上でのチーム医療としての構築は人の好き嫌いをせず，能力で見極めて適材適所に配置する，

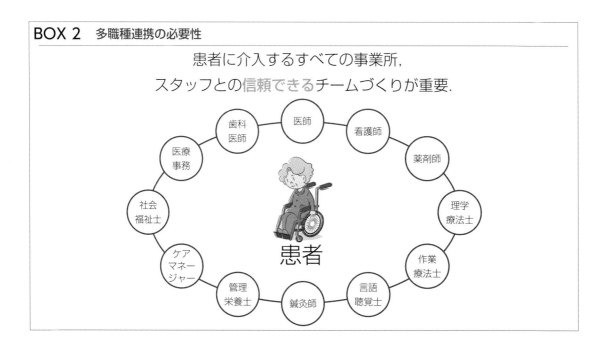

BOX 2　多職種連携の必要性

患者に介入するすべての事業所，スタッフとの信頼できるチームづくりが重要．

問われるのは大事を任せられる人物を見分けられる輝く目があるかどうか，が大きい.

　リーダーシップをとる，という行為自体が，数多くの小規模な瞬間に生まれ，それらが集約されてチーム力の構築と卓越性を生み出し，それが真の価値を生むと言える.

▍Future tasks

- ・最高のリーダーシップは何か，未だ決まっていない.
- ・最高のリーダーは常に求め続けられる.
- ・リーダーシップの総和が実際は重要である（Box 3）.

▍References

1) 小林吉弥. 新田中角栄明語録，プレジデント社，2020
2) マイケル・サンデル. これからの「正義」の話をしよう，早川書房，2011
3) 伊賀泰代. 採用基準，ダイヤモンド社，2012

BOX 3　チームのリーダーシップキャパシティを増やす

Shared Leadership (Distributed Leadership) model

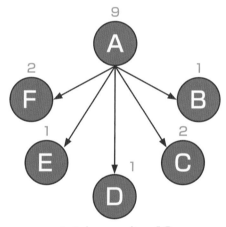

total capacity　16

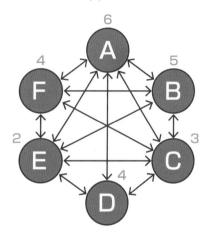

total capacity　16

チーム全体のリーダーシップの総和が重要

伊賀泰代 (2012), 採用基準, ダイヤモンド社　宮本雄気氏の講演資料（2022 年 7 月 3 日）を改変

依頼論文 13

医療現場のアンガーマネージメント

小川 将也
Masaya Ogawa MD

隠岐広域連合立隠岐病院
〒 685-0016　島根県隠岐郡隠岐の島町城北町 355
email：xiaochuanjiangye@gmail.com

Recommendations

・アンガーマネージメントは，個人や組織がより健全で建設的な関係を築くためのスキルである．
・リーダーこそアンガーマネージメントが重要である．
・多様性の時代において，重要なのは「リフレーミング」していくことである．

Highlight

　怒りとは，自分の中の当たり前が裏切られた結果生じる感情である．怒りを適切に処理するのがアンガーマネージメントであり，個人や組織がより健全で建設的な関係を築くための有効なスキルである．リーダーの怒りは，周囲に大きな影響を与えるため，リーダーこそ感情のマネージメントが求められる．多様性の時代においては，リフレーミングにより，他者の考えや価値観に対して多面的に考える姿勢が求められる．

Anger management in medical practice

Anger is a feeling that arises when you are betrayed by things you consider natural. However there are many downsides to expressing anger. Instead it is a useful skill to build more healthy and constructive relations with individuals and institutions. A leader's anger influences so widely that the leader himself is required to master anger management. In the era of diversity, it's necessary to have the ability to think from various perspectives for other's thinking or values by using the method of reframing.

Keywords

　アンガーマネージメント (anger management)，コアビリーフ (core beliefe)，リフレーミング (reframing)

Rule

・自分のコアビリーフを認識しましょう．
・時代に合わせてリフレーミングしていきましょう．

Challenge case：「離島で学んだアンガーマネジメント」

　医科大学を卒業し，将来の地域医療を担うため，初期研修医の2年間は時間外問わず診療や自己研鑽を積んだ大川は，3年目から離島の病院での勤務となった．「離島の医師は万能でないといけない，主治医として診療の責任を負わなければならない」と自分に言い聞かせ，休日返上で過多な仕事量に耐え，必要な知識や処置を磨いた．やがて大川は内科部長となった．自分と同じように頑張れない同僚や研修医に対して，「どうしてできないんだ」とイライラを募らせた．時には，価値観の合わない同僚とは対立した．アンケートで「心理的安全性がない」と書かれたこともあった．その後大川は3年の離島勤務を終え，他県の病院で1年の研修を行うことになった．その病院では働き方改革が進んでいた．多くの若手医師が，定時に帰り，ワークライフバランスを重視した働き方をしていた．また診療科でもチーム制により主治医が大きな責任を負わないシステムとなっていた．これまでの，自分自身の価値観自体も見直すきっかけとなった．その後，自分と違うスタンスで仕事をする他者へ対してのイライラも少なくなった．

Leadership skills

　リーダーにとってアンガーマネージメントはなぜ重要なのか．

　アンガーマネジメントとは，怒りを適切に処理，コントロールをする技法である．適切に行うこと

で，個人や組織がより健全で建設的な関係を築くことにつながる．怒りは上から下に伝播する．そのため，リーダーの怒りは，周囲に大きな影響を与え，組織の心理的安全性を損なうことに繋がる．心理的安全性は良い組織には必要不可欠な要素であるとされている．したがって，リーダーにおいて，アンガーマネージメントは，必須であるだけでなく，より高いレベルが求められる．

◆ 怒り＝ anger はなぜ生じるのか

　怒りは，理想と現実の齟齬から生じると提唱されている (Box 1)．すなわち，自分が，「こうあるべきだ」と思っていたものが裏切られることによって怒りの感情が湧く．そして，個々が持っている「こうあるべきだ」という価値観こそがコアビリーフ[*1]である．目の前の事象が怒りを生むのではなく，コアビリーフを基盤とした判断・意味付けにより怒りが生まれる．したがって，全く同じ事象が目の前で生じても，判断や意味付けが異なれば，怒りが生じるかどうかも変わってくるのである．

◆ 自分のコアビリーフと向き合うこと

　アンガーマネージメントには様々なテクニックがある (Box 2)．その中で，怒りが生じる源に，このコアビリーフにある．怒りが生じた際に，「なぜ怒りが発生しているのか」「背景に存在する自己のコアビリーフはなんなのか」を客観的に考える必要がある．そうすることで，自分はどんなことが許せないのか，なぜ許せないと思っているのかということに気づき，自己の「怒りのパターン」を認識することが可能となる．その目的を達成するための有効な手法はアンガーログ，べきログ，タイムラインなどの手法が挙げられる (Box 2)．

Troubleshooting

◆ リフレーミング[*2]

　リフレーミングは，自分のコアビリーフに固執せず，多方面な考え方を身に着けるテクニックである．自分のコアビリーフを理解していて，かつ柔軟に思考することが求められる．実際にはとて

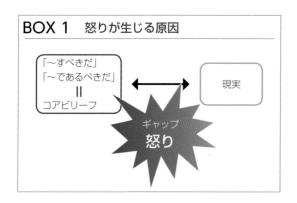

BOX 1　怒りが生じる原因

も難しいことである．多面的な考え方を身につけるために，大事な経験は，違う環境に飛び込んでみたり，いろんな人と対話をしてみたりすることで自分の考え方の世界を広げることである．大川の場合，「離島の医者はこうあるべきだ」「主治医はこうあるべきだ」というコアビリーフを持っていたが，他県の病院で別の価値観に触れたことでリフレーミングができ，今まで怒りを生じていた「自分と同じように頑張れない同僚」に対して，怒りの感情が生じなくなった．

Future tasks

　パワハラ防止法，働き方改革で，来る若手世代にこれまでの「当たり前」が通用せず，怒りにつながることもあるだろう．多様化が進む現代において，リーダーは様々な価値観受け入れる姿勢が求められる．

Glossary

*¹ **コアビリーフ**：我々の価値観，判断基準にしているもの．「～すべきだ」と思っているもの

*² **リフレーミング**：物事を見る枠組みを変えて，違う視点で考えること

References

1）安藤俊介．アンガーマネージメント実践講座．PHP 研究所，2018．
2）Down R et al. Anger Management groups for adolescents: a mixed-methods study of efficacy and treatment preferences. Clin Child Psychol Psychiatry. 2011;16: 33-52.
3）マーシャル・B・ローゼンバーグ．怒りの驚くべき目的．NVC 大学出版，2023．
4）戸田久実．アンガーマネージメント．日本経済新聞出版社，2020．

BOX 2　アンガーマネージメントのテクニック例

種類	方法	内容	効果発現
対処術	カウントバック	数を引き算で数える．	即時的
	ストップシンキング	一度考えるのをやめる．	
	グラウンディング	今，現在に集中する．	
	ポジティブセルフトーク	自分に前向きな言葉をかける．	
	タイムアウト	一度その場から離れる．	
	サクセスログ	日々の成功を記録して，自信につなげる．	
	エクスターナライジング	怒りを形あるものへ表現する．	
	ミラクルデイエクササイズ	理想を全て叶えた日を想像する．	
	ポジティブモーメント	成功体験を思い出して気分転換する．	
体質改善	アンガーログ	怒りやイライラを記録する．	漸次的
	ハッピーログ	楽しいこと，幸せなことを記録する．	
	べきログ	アンガーログから自分のコアビリーフを特定する．	
	トリガーログ	アンガーログから，トリガーを特定する．	
	タイムライン	自分史を振り返り，コアビリーフを特定する．	
	プレイロール	憧れの人を演じて，理想的な性格になる．	
	ブレイクパターン	既存のパターンを作って，変化に強くなる．	
	24 時間アウトカーム	24 時間は穏やかな人になりきる．	
	変化ログ	自らの変化を設計する．	
	リフレーミング	自分のコアビリーフに固執せず，多方面な考え方をする．	

依頼論文 14

多様性のリーダーシップ

原田 愛子
Aiko Harada MD

飯南町立飯南病院
〒 690-3207　島根県飯石郡飯南町頓原 2060
email：aikoxxx82@gmail.com

Recommendations

・単に多様性が存在するだけでは組織の成果を予測することはできず，多様性が持つ利点を最大化し，欠点を最小化する方法が重要となる.

・多様性を生かすうえでリーダーは4つの行動「個々の独自性を育む」，「チーム内の所属感を強化する」，「感謝を表明する」，「組織への貢献を援助する」が求められる.

・多様性を「格差」「距離」「カテゴリー」の観点から捉えることで，問題に対して効果的な介入につながる.

Highlight

　医療機関は多様性のある集団であり，価値観の異なるメンバーとの協働を促していくリーダーシップが求められている．多様性が存在するだけでは組織の成果は予測できず，多様性が持つ利点を最大化し，欠点を最小化する方法が重要となる.

　多様性を生かすために，リーダーは4つの行動「個々の独自性を育む」，「チーム内の所属感を強化する」，「感謝を表明する」，「組織への貢献を支援する」が求められる．また多様性を「格差」，「距離」，「カテゴリー」の観点から捉えることで，問題に対して効果的な介入につながる.

Leadership with diversity

The institution of healthcare is a system which includes a lot of diversity, and requires leadership that encourages interprofessional work between many different members with different various. Diversity can't predict the positive outcome of a system, therefore it's crucial to maximize the advantages and to minimize the disadvantages of diversity. To activate leadership, a leader should master 4 kinds of action, to foster each aspect of diversity, to empower the feeling of belonging to the team, to express gratitude, and to support contributions to the system. In addition, viewing from the point of inequality, distance and category will allow the effective intervention when problems arise.

Keywords

多様性（diversity），ダイバーシティ・マネジメント（diversity management），インクルージョンリーダーシップ（inclusion leadership）

Rule

- "多様性を持つ組織"を越えて,"多様性を活用する組織"を目指す.
- 4つの行動「個々の独自性を育む」,「チーム内の所属感を強化する」,「感謝を表明する」,「組織への貢献を援助する」が求められる.
- 多様性を「格差」,「距離」,「カテゴリー」の観点から理解する.

Challenge case 「多様性を生かすリーダーシップを考える」

総合診療科で勤務する9年目の医師Aは,1か月前に他院から来た専攻医Bの上級医を担当している.Bは,Aへの報連相(報告,連絡,相談)が少なく,他職種には高圧的なところがみられた.Aも気にはなっていたが,自身の仕事に追われ介入できない日々が続いていた.ある日,病棟師長に声をかけられた.「昨日,看護師がB先生に強く言われたそうです.こちらも悪かったかもしれませんが,看護師も萎縮してしまっていますし,どうにかなりませんか.」

AがBに事実確認をしたところ,「夜23時すぎに,当日上部内視鏡検査を受ける患者の朝の内服薬についての指示を下さいと言われ,なんでこんな時間に聞くのか!」と声を荒げてしまったとのことだった.

Leadership skills

◆ なぜ多様性か?

医療機関は様々な職種から構成された多様性のある組織であり,患者診療において他職種と連携は必要不可欠である.そこでは価値観の異なるメンバーと協働を促していくリーダーシップが求められている.

◆ 多様性の利点・欠点

多様なメンバーが多様な働き方をすることは,個人レベルでは働きやすさの向上,モチベーションや定着率の改善につながる[1].チームや組織レベルでは問題解決能力の向上や創造性につながり,外部環境への柔軟な対応が可能になる.さらに中長期的な組織経営において競争力の向上につながる[1].その一方で,チームや組織内でコミュニケーションがうまくいかなくなる[2],感情的な対立を引き起こす[3]といった欠点も併せ持つ.

"多様性が存在する"だけでは組織の成果は予測できず,組織はいかに"多様性を生かす",つまり"多様性がもつ利点を増やし,欠点を減らせるか"が重要になる.

医療においても多様性を有意義に取り込むことで,健康上のアウトカム向上や命を救うことにつながるという報告[4]があり,"多様性を生かす"ことの重要性は同様である.

◆ 多様性を生かすという点でリーダーは何が求められるか

多様性を生かすにあたり,リーダーは個人,チーム,組織の視点で以下の4つの行動が求められる[5].(Box 1)

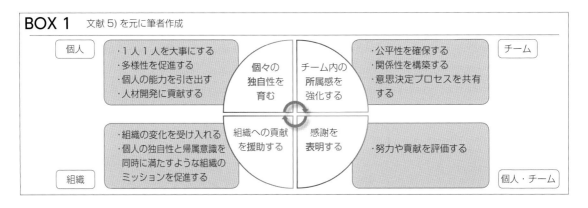

BOX 1 文献5)を元に筆者作成

個人
- 1人1人を大事にする
- 多様性を促進する
- 個人の能力を引き出す
- 人材開発に貢献する

個々の独自性を育む

チーム内の所属感を強化する

チーム
- 公平性を確保する
- 関係性を構築する
- 意思決定プロセスを共有する

組織
- 組織の変化を受け入れる
- 個人の独自性と帰属意識を同時に満たすような組織のミッションを促進する

組織への貢献を援助する

感謝を表明する

個人・チーム
- 努力や貢献を評価する

◆ 多様性のとらえ方

多様性をどう因数分解し，うまくとらえるか．ここでは多様性を考える上での，3つの観点「格差」「距離」「カテゴリー」を紹介する[6)7)]．(Box 2)

それぞれの観点における目標やリーダーの役割は異なっており，どの観点に着目した問題かを捉えることで，効果的な介入につながる．

Troubleshooting

◆ 個人の視点から：リーダーの自己認知を深める

AはBと十分なコミュニケーションが取れていなかった．多様性を生かす上で，考え方や特性など他者の理解は重要である．その際に，Aは自身とBとの格差（どういった格差があるか）/距離（特定の価値観に対しどれくらい隔たりがあるか）/カテゴリー（どのようにカテゴリーが異なるか）を認知し，関係性を踏まえた上でBと関わることで，より効果的に影響を与えることができる[6)]．

◆ チーム / 組織の視点から：対立をマネジメントする

多様な組織は共有される情報が少ないことや小さな集団ができることで，しばしば対立を生じる．対立そのものは必ずしも組織にとってマイナスではないが，陰性感情を生む出来事を繰り返すと組織全体の成果が下がりかねない．リーダーは陰性感情の表出を避けるようにメンバーを先導する行動が求められる．具体的にこの事例でAはBや看護師と共に「今後どうしたら指示の漏れに早く気づけるか」ということを検討したり，AがBの考え方・特性の理解を深めた上で，他職種との協働，他職種への理解を促すといった行動が対立の解消につながるかもしれない．

Future tasks

◆ "多様性を生かす"ことの実践

多様なメンバーの多様な働き方を成功させるためには，5段階のステップ（①認識→②均等→③配慮→④同化→⑤統合）を踏むことが必要である[1)]．日本の課題は，①認識の不十分さ，②取り組みが配慮で終わってしまうこととされる．多様性を排除せずに積極的に需要する意識改革や，配慮という多様性の対応を越えて組織として同じ価値観や同じ方向を向くところまで実践することが必要で

BOX 2　文献 6)7) を元に筆者作成

	格差	距離	カテゴリー
着目点	組織に存在する不平等	集団内の価値観の隔たり	個人の知識，スキル，能力の違い
例	組織の中の多数派と少数派 賃金格差 男女間格差	仕事のモチベーションが高い・低い	これまでの経歴 経験年数 職種
問題点	対立がおきやすい 少数派が意見を言いにくい	価値観の隔たりを優劣に結び付けることにより組織内で分極化がおこる	－
目標	格差の解消	価値観の隔たりの最小化	それぞれの特性が別々の指標で評価される
リーダーの役割	偏見によらない公平な風土や人事制度の運用	価値観の違いを表出させない 共通の価値観作り	メンバー間の情報交換を促すことで，新たな価値の創造につなげる

特定の価値観

各々固有の違いがある

ある．（Box 3）

References

1) 木谷 宏．ダイバーシティ・マネジメントとは何か．病院．2018; 77(8): 620-624.

2) Zenger TR, Lawrence BS. Organizational demography: The differential effects of age and tenure distributions on technical communication. Academy of Management Journal.1989; 32(2): 353-376.

3) Pelled LH, Eisenhardt KM, Xin KR. Exploing the black box: An analysis of work group diversity, conflict and performance. Administrative Science Quarterly. 1999; 44(1): 1-28.

4) Bradly EH. Diversity, inclusive leadership, and health outcomes. Int J Health Policy Manag. 2020;9(7): 266–268.

5) Korkmaz AV, Engen ML, Knappert L, et al. About and beyond leading uniqueness and belongingness: A systematic review of inclusive leadership research. Human Resource Management Review. 2022; 32(4):1-20.

6) 谷口 真美．多様化する組織における管理者の役割 個と集団のリーダーシップ．看護管理．2018; 28(8): 677-681.

7) Harrison DA, Klein KJ. What's the difference? diversity constructs as separation, variety, or disparity in organizations. Academy of Management Review. 2007; 32(4): 1199–1228.

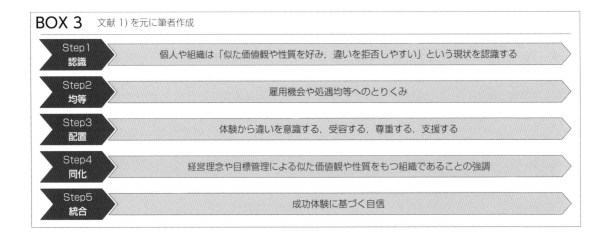

BOX 3　文献 1) を元に筆者作成

Step1 認識	個人や組織は「似た価値観や性質を好み，違いを拒否しやすい」という現状を認識する
Step2 均等	雇用機会や処遇均等へのとりくみ
Step3 配置	体験から違いを意識する，受容する，尊重する，支援する
Step4 同化	経営理念や目標管理による似た価値観や性質をもつ組織であることの強調
Step5 統合	成功体験に基づく自信

依頼論文 15

女性医師がリーダーとなり活躍するために

納 響
Hibiki Osamu　MD

湘南鎌倉総合病院　総合診療科
〒 247-8533 神奈川県鎌倉市岡本 1370-1
email：greenjojo96@gmail.com

Recommendations

・ジェンダー・ステレオタイプが女性医師のキャリア形成に影響する.

・失敗を恐れず，交渉の場に臨む.

・包摂的で協力しあえる職場環境を構築する.

Highlight

　日本における女性医師の割合は，過去 40 年間で約 10% から約 21% に増大している（Box1）. しかしながら，残念なことにジェンダー・ステレオタイプは依然として存在し，女性医師のキャリア進展の障壁になっている. そのため，現状でもなお，女性医師が最大限に活躍しリーダーシップを発揮する環境にはほど遠い[1]. 具体的には，出産や子育てというライフイベントに直面した際，離職や労働時間の短縮といった選択を迫られることが多い[2]（Box 2）. 著者は，医療の現場を始め，医療界全体でこのような現状を明確化し，事実を冷静に把握し理解することが問題解決に向けた最初のステップであると認識している. そのうえで，包摂的で協調性を尊重する職場環境の確立に向けた努力が不可欠であり，また，女性医師は失敗を恐れずに交渉の場に臨むことが肝要である.

The percentage of female physicians in Japan has increased from about 10% to about 21% over the past 40 years (Box 1). However, unfortunately, gender stereotypes still exist, often affecting the career development of female physicians. For that reason, the environment is still not sufficient for female physicians to play an active role and demonstrate leadership.[1] Specifically, they are exposed to situations such as leaving the workforce or reducing working hours during life events like childbirth and child rearing.[2] (Box 2) The author believes that the first step toward solving these issues is to visualize this current situation and to look at and recognize the facts. And also it is important to work toward building an inclusive and cooperative work environment while female physicians come to the negotiating table without fear of failure.

Keywords

ジェンダー・ステレオタイプ（gender stereotypes），意欲（motivation），インポスター症候群 / 内面的障害（impostor syndrome / inner barrier）

Rule

・ジェンダー・ステレオタイプにとらわれず，やりがいのある仕事を要求する．

・上司やパートナーなど信頼できる仲間を頼り，仕事も家庭も有意義なものにする．

BOX 1　厚生労働省が取り組む女性医師等勤務環境改善より

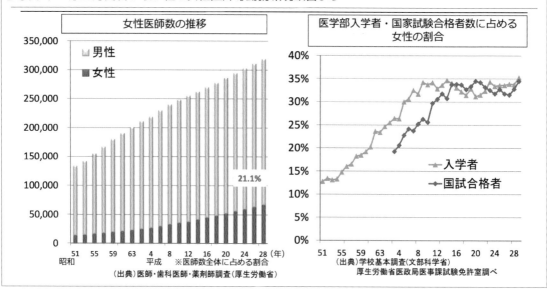

女性医師数の推移
（出典）医師・歯科医師・薬剤師調査（厚生労働省）
※医師数全体に占める割合
21.1%

医学部入学者・国家試験合格者数に占める女性の割合
（出典）学校基本調査（文部科学省）
厚生労働省医政局医事課試験免許室調べ

BOX 2　厚生労働省医政局医事課．平成 29 年度女性医師キャリア支援モデル普及推進事業に関する評価会議　資料 3 より「病院常勤勤務医の週あたりの勤務時間」

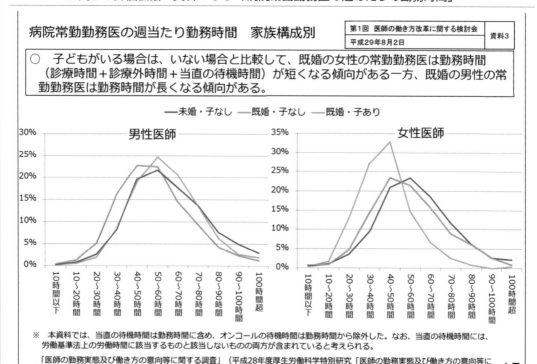

病院常勤勤務医の週当たり勤務時間　家族構成別

第1回　医師の働き方改革に関する検討会
平成29年8月2日
資料3

○　子どもがいる場合は、いない場合と比較して、既婚の女性の常勤勤務医は勤務時間（診療時間＋診療外時間＋当直の待機時間）が短くなる傾向がある一方、既婚の男性の常勤勤務医は勤務時間が長くなる傾向がある。

―未婚・子なし　―既婚・子なし　―既婚・子あり

男性医師

女性医師

※　本資料では、当直の待機時間は勤務時間に含め、オンコールの待機時間は勤務時間から除外した。なお、当直の待機時間には、労働基準法上の労働時間に該当するものと該当しないものの両方が含まれていると考えられる。

「医師の勤務実態及び働き方の意向等に関する調査」（平成28年度厚生労働科学特別研究「医師の勤務実態及び働き方の意向等に関する調査研究」研究班）結果を基に医政局医事課で作成

15

Challenge case：「女性医師がリーダーにチャレンジして学んだこと」

女性医師サトウは，後期研修1年目の時に救急科医師である配偶者と結婚した．両者ともに多忙で，勤務地が異なったため，事実上の半別居状態であり，共に過ごす時間は限られていた．仕事と出産，そして育児の全てを完璧にこなす自身の未来像を描いていたが，現実はそれとはかけ離れていた．後期研修3年目に差し掛かった時，指導医のタナカから「サトウ先生，チーフレジデントをやってみませんか？」と誘われた．サトウ自身，やってみたい気持ちもあったが，自信が無いことと，十分に家庭の時間を割けていない自責感もあり，自分には無理だと考え断ろうとした．しかし，タナカから「あなたならできます．勉強になるからやってごらんなさい．私がサポートします」と励まされ，その後押しがきっかけとなり，サトウはチーフレジデントに就任することになった．実際，チーフレジデントとして仕事をしてみると，後輩への指導や研究会の運営といった新たな経験を積む機会が多く，充実感と達成感を覚えることができた．実はこの時，サトウは妊娠していたのだが，同僚と協議を重ねてチーフレジデントとしての期間を調整し，周囲の支援を受けつつ役割を遂行し，出産も順調に行うことができた．出産後は，配偶者が3ヶ月の育児休暇を取得し，ともに家事と子育ての役割を分担することにより，パートナーシップにおける育児参加の重要性を身をもって理解した．

Leadership skills

◆ ジェンダー・ステレオタイプ「女性らしさとは何か？」

ジェンダー・ステレオタイプとは社会的性別に対する固定観念や思い込みという意味である[3]．

簡潔に言えば，「男らしさ，女らしさ」という形で社会的に広く定着した性別に対するステレオタイプ的な概念を指す．多くの女性が「出産」を契機に「人生が変わった」という経験をするのは，「家庭内，育児労働は母親の仕事」というジェンダー・ステレオタイプが所以である．出産後の育児，家庭内の労働，職場における育児中の待遇の低下（給与の減額など），夜勤不参加に対する周囲の目への懸念などが要因となり，結果的に「意欲の低下」を引き起こす傾向が認められる[4,5]．

また，女性の意欲が低下する原因は，キャリアを保ちつつ子どもを持つ「ロールモデルとなる女性医師」が極めて少ないことも関係する．ジェンダー特性として，男性はしばしば根拠のない自信を表明する一方で，女性は自己を過小評価する傾向がある[6,7]．そのため，女性医師は「私の能力では無理」と判断するリスクがある．これらの現象は主に「無意識」のレベルで起こるが，重要なことは，女性がこのようなロールモデルを演じるのではなく，個人の思い込みや固定観念を乗り越え，「意欲」や「やる気」を維持し，やりがいのある仕事を追求し続けることである．

◆ 交渉の場に臨む

「インポスター症候群」[*1]という心理的現象[8]が存在する．多くの研究で，この現象は男性よりも女性のほうに頻繁に観察され，症状もより深刻なため，その影響の結果女性は行動制限を受けやすいと結論づけられている[9]．また男性が自らを過大評価し，チャンスに飛びつきやすいのに比べ，女性は自らを過小評価しがちであり，新しい事柄に関しては概して慎重で，自分の業績さえも現実よりも控えめに認識する傾向がある．より多くの組織や個人が，女性の慎重さ，場合によっては主張しない傾向を理解し，女性を励まし推奨することが重要であるとともに，女性自身も自らの手を挙げていく必要がある．

◆ 女性が活躍できる職場環境を構築する

ジェンダー・ステレオタイプの影響で，女性の発言機会は縮小され，意見が適切に伝達されないことが多い．リーダーは女性が会話に参加し，意見を述べるよう促していく．また女性医師は，男性医師に比べて個々の患者の診療と医療記録の入力に費やす時間が多いことが示されている[10]．

その上，家事・育児による負担が男性に比べ圧倒的に重く，このジェンダー格差の結果，女性医

師は燃え尽き症候群や抑うつ兆候に陥る割合が高い[11]．育児休暇に伴う人員の減少により，女性への負担が増大する可能性もある．これらに対して，医師の増員，業務の分担を行い，給与面での男女間の不均衡が生じないように配慮すべきである．また，子育てと勤務を両立させるために必要なものを聞いたところ，男女ともに職場の理解が最上位となっている（Box 3）．積極的にコミュニケーションを行い，全スタッフに対して，医療者としても家庭の一員としても支援することで，包摂的な職場環境を構築することが重要である．

Troubleshooting
◆ ジェンダー特性を理解し，背中を押す

女性の自己評価を控えめに言う傾向や，「女は女らしく」というジェンダー・ステレオタイプは容易に無くすことはできない．しかし，各組織や個人がそれを認識し，理解した上で行動することで，女性が現場を離れることなく，さらにはポストや役割を与えられる際に前向きにチャレンジすることも可能になる．リーダーシップを取る立場からは，控えめになっている女性の能力を評価し，背中を押していきたい．

◆ 育児休暇を最大限に利用する

厚労省の調べでは，男性の育児休暇取得率は2011年の2.63％に比して，2021年には14.0％まで上昇したが，それでも女性の85.1％に比べるとまだ圧倒的に少ない．「家事・育児と仕事の両立」という言葉はしばしば女性から聞かれるが，男性からこのような言葉を聞くことはほとんどない．ステレオタイプの影響もあり，育児に参加したい男性が参加しづらい現実もある．2021（令和3）年の法改正により男性も育休が取得しやすくなり，組織として積極的に取得するよう促し，夫婦で協力して子どもの成長を見守れるようなサポート体制を作りたい．

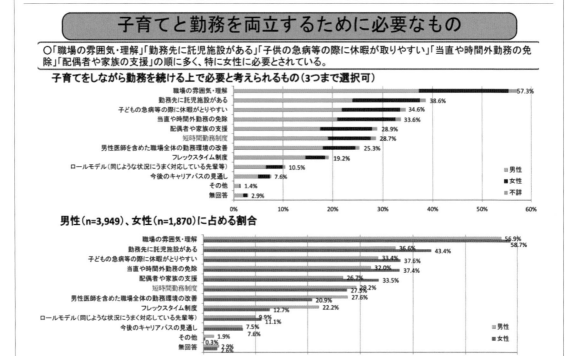

BOX 3　厚生労働省医政局医事課．平成29年度女性医師キャリア支援モデル普及推進事業に関する評価会議　資料3より「子育てと勤務を両立するために必要なもの」

◆ パートナーの育児参加で心に余裕を持つ

家事・育児ともに女性は男性の5倍こなしているという調査結果がある（Box 4）．家事・育児は夫婦で行うものであり，適切なパートナーを選び，頻繁にコミュニケーションをとり，情感を共有しつつ，対等なパートナーとなることが重要である．「母親のゲートキーピング（maternal gatekeeping）[12]」[*2] という言葉があるが，家事・育児の一部を夫に割り当てる場合はあれこれ口出し（ゲートキーピング）せず，相手のやり方に任せることが夫のやる気を継続させる秘訣である．

夫婦関係が対等であると，妻のストレス，夫婦喧嘩は減り，満足度は高まる[13]．妻が家計収入の半分を担い，夫が家事の半分を負担した場合，離婚率は半分に低下するとの研究結果がある[14]．

父親の積極的な育児参加は，子どもの精神的充足感の向上と，認知能力の豊かさに対するポジティブな影響が確認されている[15]．

Future tasks

女性には「無意識」のうちに自己評価を下げる傾向や行動パターンが存在することを，男性と女性がともに理解することが必要である．さらに，女性医師が消極的な態度を示した場合でも，よく話を聞いて説得を試みるなど，彼女たちの「意欲」を維持するための方策や対応を探求することが今後の課題である．

Glossary

[*1] **インポスター症候群**：1970年代にアメリカの心理学研究者である Clance らが記述した女性特有の心理的現象．十分な実力がありながら，理由もなく自信を持てずに悩む症状のこと．

[*2] **母親のゲートキーピング（maternal gatekeeping）**：ときに女性は夫に対して口を出しすぎたり，厳しい要求をしすぎたりして，夫のやる気を削いでいる可能性がある．

BOX 4　　夫・妻の家事関連時間の推移（6歳未満の子どもを持つ夫婦と子どもの世帯）

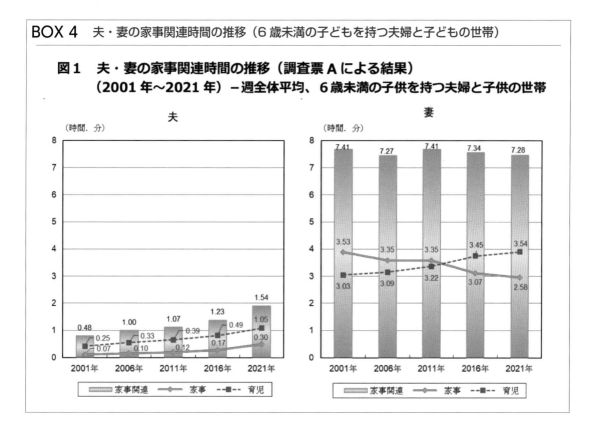

図1　夫・妻の家事関連時間の推移（調査票Aによる結果）
（2001年～2021年）－週全体平均、6歳未満の子供を持つ夫婦と子供の世帯

▌References

1) Kono K, Watari T, Tokuda Y. Assessment of academic achievement of female physicians in japan. JAMA Netw Open. 2020; 3(7): e209957.

2) 厚生労働省医政局医事課．平成 29 年度女性医師キャリア支援モデル普及推進事業に関する評価会議　資料 3：女性医師キャリア支援モデル普及推進事業の成果と今後の取組について

3) 公益財団法人プラン・インターナショナル・ジャパン「日本の高校生のジェンダー・ステレオタイプ意識調査」

4) 赤嶺陽子．女性医師の意欲とキャリアとリーダーシップ．メディカ出版，2020.

5) 厚生労働省医政局医事課．平成 29 年度女性医師キャリア支援モデル普及推進事業に関する評価会議　資料 3：女性医師キャリア支援モデル普及推進事業の成果と今後の取組について

6) Kimberly A, et al. Gender and the self-presentation of academic achievement. Sex roles. 27. 1992; 187-204.

7) Healtherington L, et al. Two investigations of 'female modesty' in achievement situations. Sex Roles. 1993 ; 29 : 739-54.

8) Clance PR, Imes S. The imposter phenomenon in high achieving women dynamics and therapeutic intervention. Psychotherapy: Theory, Research and Practice. 1978;15（3）: 241-47.

9) Legassie J, et al. Measuring resident well-being: imposterism and burnout syndrome in residency. J Gen Intern Med. 2008; 23（7）:1090-4.

10) Harvard Business Review 女性医師の大量退職を防ぐために何をすべきか，by ジェシカ・ダドリー，サラ・マクラフリン，トーマス H. リー 2022.02.17

11) Harvard Business Review 女性医師の大量退職を防ぐために何をすべきか，by ジェシカ・ダドリー，サラ・マクラフリン，トーマス H. リー 2022.02.17

12) Sarah J. Schoppe-Sullivan et al., Maternal gatekeeping, coparenting quality, and fathering behavior in families with infants, Journal of Family Psychology. 2008; 22, no.3: 389-90.

13) Scott Coltrane. Research on household labor: modeling and measuring social embeddedness of routine family work. Journal of Marriage and Family. 2000; 62, no.4: 1208-33.

14) Lynn Price Cook. Doing gender in context: household bargaining and risk of divorce in Germany and the United States. American Journal of Sociology. 2006; 112, no.2: 441-72.

15) Michael E Lamb. The Role of the Father in Child Development (Hoboken, NJ: John Wiley & Sons, 2010); and Anna Sarkadi et al., "Fathers' Involvement and Children's Developmental Outcomes: A Systematic Review of Longitudinal Studies," Acta Paediatrica. 2008; 97, no.2: 153-58.

依頼論文 16

医師とお金
〜余裕を持って仕事をするために何をすべきか〜

花井 翔悟
Shogo Hanai M.D.

藤田医科大学 医学部 微生物学講座・感染症科
〒 470-1192 愛知県豊明市沓掛町田楽ヶ窪 1-98
Email: shogo.hanai1990@gmail.com

Recommendations
・今後のインフレに備えて資産運用を行うことは資産の保全に役立つ.
・忙しいからこそ，ドルコスト平均法を使った積立投資がオススメである.
・人生の節目節目に応じた資産運用が望まれる.

Highlight

医療現場のリーダーが，経済的に余裕を持って仕事をするために何をすべきかについて，筆者が勧める下記の 3 点を述べる.
1) 投資家から資金を集め，その集めた資金を専門家が株式や債券などに投資・運用する商品である投資信託
2) 価格が変動する商品を「常に一定金額を定期的に購入する」方法であるドルコスト平均法
3) 確定拠出年金と呼ばれる，自分で掛金を拠出し，自分で運用を行う節税も含めた投資

やりたい仕事があったときに「お金がないから」とあきらめないために, リーダーシップのスキルアップの参考にしてほしい.

Financial literacy for a doctor performing daily practice as a leader

The author recommends the following three points for a leader of a healthcare team to be able to perform his daily practice while enjoying financial freedom.
1) Investment trust, a sort of trust which accepts money from individual investors and others, after which an investment trust management company invests the funds in property or securities on behalf of investors, with the investment returns distributed to investors.
2) Dollar cost averaging, the practice of putting a fixed amount of money into an investment on a regular basis.
3) Defined Contribution Plan, an investment with tax saving operation of making a contribution and operation by himself.

The author believes these points will be useful as leadership skills for a physician who has a job he wants to do, but can't initiate it because of lack of funds.

Keywords
　マネーリテラシー（money literacy），積立投資（installment investment），iDeCo（individual-type Defined Contribution pension plan）

■ Challenge case「卵を一つの籠に盛るな」

　さて，本稿は他のテーマとかなり毛色が違っているのではないだろうか．しかし，昔から「先立つ物は金」とも言われるし，資本主義社会である今日の日本で，お金が無いと衣食住がどうともならないのも事実である．現在，一般病院の勤務医で平均年収は 1,468 万円ほどであるが，前年度と比較して 1% ほど低下している[1]．一方で WEO では日本の 2022 年のインフレ率は約 2.0% と物価の上昇が見られており，今後も少なくとも 2027 年まで 1% 前後でのインフレとなることが予想されている[2]．インフレとは物価が上昇することであり，取りも直さず，現金価値の低下を意味している．今現在 100 万円で購入できていたものが 10 年後には 110 万円出さないと購入できなくなってしまう．しかしながら，多くの銀行の年利は 0.01% とほぼタダ同然であり，銀行の貯金だけでは現金価値の低下を補填することができない．ではどうするのかといえば，「投資」という話となる．

　円での貯金や個人向け国債の購入は「円に投資をしている」と言い換えてもいいかもしれない．貯金しかしていない人は円という通貨のみを一本買いする投資を行っていると考えられる．そう考えると少し不安にならないだろうか．投資の世界には「卵を一つの籠に盛るな」という格言がある．

　卵を一つの籠に入れていて，その籠を落としてしまったら全て割れてしまう．それを防ぐためにはどうしたら良いだろうか．いくつかの籠に分ければ，一つの籠の卵は割れても他の卵は安全である．外貨や株，金塊を買うというのもインフレ対策としては有りだろう．しかし，ハードルが高いと言うのも事実である．そこで，私がはじめにおすすめするのは投資信託である．

■ Leadership Skills
◆ 投資信託

　投資信託とは「投資家から資金を集め，その集めた資金を専門家が株式や債券などに投資・運用する商品」のことである．どのようなものに投資しているかに関しては，それぞれの商品によって異なっている．「日本の上場株式 / 債権を全部買う」「全米国の株式 / 債権をまるごと買う」「全世界の株式 / 債権をまるごと買う」ということができる．

　また，投資信託はインデックスファンドとアクティブファンドの 2 種類に分けることができる．インデックスファンドは日経平均株価や TOPIX，S&P500 などの何らかの指数と類似する動きをするように設定されたファンドで，アクティブファンドは専門家が何らかの考えのもとで選んで作られたファンドである．インデックスファンドは指数の通りに運用する分，考えることが少なく，専門家の手間も少ないため，信託報酬（投資信託の管理や運営の経費．投資信託の資産総額から○○% と言う形で毎日引かれている．）が安い傾向にある．また，インデックスファンドは基本的にはアクティブファンドよりも運用の成績も良い傾向に有る[3]（Box 1）ため，筆者はインデックスファンドでかつ信託報酬が安いものを選択することをオススメしている．これで，日本株式 / 全米株式 / 全世界株式 / 債権に投資を行えばインフレリスクはある程度カバーできるだろう．

BOX 1	S&P 指数（インデックス）を上回ったファンド（アクティブファンド）割合（引用文献 3 を元に作成）	
	米国 (vs. S&P500)	日本 (vs. S&P/TOPIX150)
1 年	44.57%	24.35%
3 年	14.12%	23.60%
5 年	15.53%	16.06%
10 年	9.97%	13.82%

◆ ドルコスト平均法

株式は基本,単元株数(日本では100株が多い)で購入しなければいけないので,1株あたりの値段×単元株数のお金が必要となる.例えば1株500円株でも単元株数が100株であれば5万円が必要となる.また株は値上がりや値下がりがあり,必要な額は秒単位で変動する.一方で,投資信託は1口当たりの額が変動しはするが,端数でも購入することができるので,一定額で分散して投資ができる.つまり毎月1万円と決めたらそれだけの支出に抑えることができ,家計の計算も簡単になる.これを利用した買い方に「ドルコスト平均法」がある.ドルコスト平均法は価格が変動する商品を「常に一定金額を定期的に購入する」方法のことで,価格が低いときには購入口数が増え,価格が高いときには購入口数を減らすことができる.長期投資のときにはこれがうまく役立つ.投資金額4万円を1万円ずつ4ヶ月間積み立てたときのことを考えよう.最初が1万円だったものが次に5000円,その後2000円,最後に1万円に戻ったと考える(Box 2).すると,最初の月は1口だったが,安くなった次の月は2口,その次には5口購入することができた.その後単価が1万円に戻った場合,5000円や2000円に時に多く買ったことが功を奏して9口もの投資信託の財産ができた.同じような経過をたどりながら最終的に5000円までしか戻らなかった場合を考える(Box 3).最初に4万円を投資していたら半額の2万円になってしまう.一方で分散投資を行っていれば,先程と同様に購入し,最終月には2口買う

ことができる.10口5万円分の投資信託財産が出来,結果,最終的に値下がりしていたにも関わらず1万円分資産を増やすことができた.これがドルコスト平均法の恩恵である

◆ 節税も含めた投資

節税と投資というとマンション購入などを思い浮かべるかもしれないが,経費の計算など面倒である.このような面倒なことをすることなく,できる節税に個人型確定拠出年金(iDeCo)や企業型DCがある.これらは確定拠出年金といい,自分で掛金を拠出し,自分で運用を行うものである.掛金,運用の利益,給付を受け取るときに税制上の優遇処置が取られている.例えば掛金に関しては全額所得控除されるため,課税所得を減らすことができる.iDeCoに関しては企業年金の有無などで拠出額の上限が変わり,節税額も変わってくる.iDeCo公式サイトにシミュレーションがあるので,どのくらい節税できるか,各自で確認していただくと良いだろう[4].

Troubleshooting

人生の節目節目で必要なお金は変わってくる.また,やりたい仕事があった時に「お金がないから」という理由で諦めるのは残念なことである.

最後に,以下に参考文献を載せる.金融庁などが作成したわかりやすい教材である.最後に書くことではないのだが,この原稿を読まなくても,以下の参考文献を読んでいただいたほうがよっぽどためになる気もする.

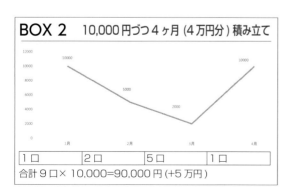

BOX 2　10,000円づつ4ヶ月(4万円分)積み立て

1口	2口	5口	1口

合計9口×10,000=90,000円(+5万円)

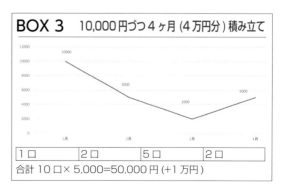

BOX 3　10,000円づつ4ヶ月(4万円分)積み立て

1口	2口	5口	2口

合計10口×5,000=50,000円(+1万円)

References

1) 中央社会保険医療協議会. 第23回医療経済実態調査の報告 2021 [Available from: https://www.mhlw.go.jp/bunya/iryouhoken/database/zenpan/jittaityousa/23_houkoku.html.

2) World Economic Outlook Database, October 2022 [Internet]. 2022. Available from: https://www.imf.org/en/Publications/WEO/weo-database/2022/October.

3) Indices. SPIVA スコアカード 2022 [Available from: https://www.spglobal.com/spdji/jp/research-insights/spiva/.

4) 国民年金基金連合会. iDeCo 公式サイト かんたん税制優遇シミュレーション 2017 [Available from: https://www.ideco-koushiki.jp/simulation/.

参考文献

① 高校向け 金融経済教育指導教材〜高校生のための金融リテラシー講座〜【必読】
https://www.fsa.go.jp/news/r3/sonota/20220317/20220317.html
金融庁作成. 新学習指導要領に対応した授業用の指導教材ですが,簡潔でわかりやすく「お金のこと」を学べます.

② 基礎から学べる金融ガイド【必読】
https://www.fsa.go.jp/teach/kou3.pdf
金融庁作成. 「貯金」「株式や投資信託」「クレジットカード」「生命保険」「つみたてNISA」「仮想通貨」まで幅広く学べます.

③ 投資の時間
https://www.jsda.or.jp/jikan/
日本証券業協会による投資初心者向けページ. 株式,債権,投資信託それぞれの特徴や投資の基礎について解説されています.

依頼論文 17

医療政策を活かす！医療現場でのリーダーシップ

栗原 健

Masaru Kurihara MD

名古屋大学医学部附属病院患者安全推進部
〒 466-8560 名古屋市昭和区鶴舞町 65 番地
email：masarukurihara1025@gmail.com

Recommendation

・ 医療現場の質改善活動を実施するに当たり，医療政策を有効活用することにより医療機関全体の取り組みとして推進することができる．

Highlight

臨床的な業務を遂行する中で，医療政策を網羅的に学ぶ機会は稀であるが，これらは密接に連携している．つまり，医療現場と医療政策は本来連動しているもので，医療政策の内容を材料にして，臨床業務や地域医療の推進といった，現場の医療の質改善活動に役立てることができる．加えて，医療現場から医療政策の評価や検証を行うことも重要である．医療専門家はこれらの取り組みを行う際のリーダーシップを発揮することが求められる．

Make the best use of medical policy by acquiring leadership in medical practices

There are few opportunities to learn on about medical policy generally in the routine clinical work, however both are related closely to each other. In short, medical practices and medical policy are originally coordinated, so, by using the contents of the medical policy, it's possible for physicians to improve the quality of their medical practices such as promoting clinical work and community care. Furthermore, it's crucial to assess and verify medical policy from the point of view of medical practice. Medical professionals should exhibit strong leadership to successfully accomplish their work.

Keywords

医療政策 (medical policy)，EBPM(evidence-based policy making)，政策立案 (policy making)

Rule

・仮に実施したい活動の方向性が一致している場合，医療政策は医療の質改善活動を組織全体の取り組みへと統合する有用な手段となる．

▌Challenge case

今月肺癌とした患者が，実は画像診断レポートが約3年読まれていないまま経過していたことが明らかになり，画像診断レポート管理について，組織的な取り組みを行う必要性を感じた．レポート管理を実施するためには，体制整備が必要であり，病院上層部と交渉のうえ，医療機関内のシステムに組み込まなければならない．

▌Readership skills

◆ 現場からの発信

○ 医師になってから医療政策を学ぶ機会は少ない

現場の医師1人1人がすべての医療政策の細部まで理解することは難しい．実際に目を通す時間もない．そして，体系的に習ったのはいつだろうか？医学生の公衆衛生の授業，もしくは国家試験の前だろうか．卒業後である場合，医療政策について多くの医療者は学会などの講演で聞く場合や，医療系ニュースサイトで知ることが多いかもしれない．しかし，現実的には日本で医療従事者として働くということは，医療システムの一部を担うことを意味し，医療政策とは切り離せない関係性を持っている．したがって，本論文では，筆者の医療政策策定に関わる経験から，現場の医師がどのように医療政策を適用し，リーダーシップを発揮するべきなのかについて，見解を提唱する．

◆ 自施設内で活かしていく

○ 医療の質改善活動に活かす

現場で医療の質改善活動に活かすことが方策として考えられる．自身の医療機関内の医療の質に関する問題意識をもっていたとしても，組織的な取り組みに昇華に難渋するパターンが多くないであろうか．このようなときに，医療政策を病院幹部と医療現場をつなぐ鎹として活用するのがよいだろう．例えば，折角，○○加算ができたから，○○の取り組みをしたいという，といった具合だろう．もし，こういったプレゼンテーションを医療機関の幹部にすることができれば，それは病院組織全体の取り組みとなり，適切な人員配置や物品購入といった具合で，あなたも正式な支援を受

けることができるであろう．そして，これは診療報酬だけに限らない．医療政策は単一の医療機関のみを対象としておらず，医療圏ごとにどのような医療提供体制を敷いていくかが想定され，医療機関同士の連携の推進は今後も進んでいくだろう．このようなときに地域医療のリーダーシップをとり，地域の医療機関と顔の見える，密な連携をとれるようにすることも1つであろう．

○ 医療政策を評価する，検証する

医療政策は一足飛びに出来上がるわけではない．医療政策ができる際の過程で参考になるとして，キングドンの政策の窓モデル，つまり，①問題の流れ（Problem stream），②政策の流れ（Policy stream），③政治の流れ（Political stream）の3つの窓があいたときが，政策を変更する好機というものである[1]．医療現場としては，①〜③，それぞれの窓に対してアプローチすることができるであろう．政策の窓を開ける必要があったら，行政当局との交渉や，あるいは自身が行政の一部となる経路である．政治の窓を開けるときも，議員に話に行くパターンもあるし，自身が議員に立候補する術がある．本稿は現場の医療者向けの者であるため，医療者発の問題提起として医療政策を評価し，検証することの重要性を挙げたい．近年政策立案においても，EBPM（Evidence-Based Policy Making）といって，エビデンスに基づく政策形成が求められている[2]．医療者はエビデンスに基づく医療（Evidence-Based Medicine: EBM）への馴染みがあると思うが，実際EBPMはEBMから派生した理念と考えられている．実際これらはヘルスサービスリサーチとして，医療経済，社会組織の構造とプロセス，医療の質等，医療の多岐にわたる側面を科学的に探究する学際的分野として，すでに確立されている[3]．臨床医学と基礎医学の関係のように，ヘルスサービスリサーチは医療政策の形成と改良における重要な要素であるとされ，医療専門家はエビデンスの確立におけるリーダーシップを発揮することが求められる．

Troubleshooting

○ 自施設内で，医療政策の内容に疑問を抱いた場合の対処法は？

個人的な解釈を当てにするのではなく，医療政策の解釈に困った場合は事務担当職員などの病院のリソースを活用することをお勧めする．彼らは必要な背景資料を提供したり，場合によっては行政側に聞いてくれるかもしれない．いずれにせよ，医療政策を自施設内で活かそうと思った場合，医療専門家だけの視点では情報が不足することがある．

○ 医療専門家が医療政策について学びたいと思った場合，どうすべきか？

日々の臨床業務を通じて知りたい場合は，病院内リソースを活用するとよいだろう．一方，医療政策全般を総合的に学びたい場合は，公衆衛生大学院をはじめとした教育機関や，行政機関に勤める等の手段があり，近年選択肢は広がっている．

Future tasks

医療政策に振り回されるのではなく，医療政策をうまく利用するという気概が大事である．そして，よりよい医療政策の立案には医療現場からの発信も重要であり，現場の医療者は臨床研究と同じように，医療専門家は日常診療で得られた研究課題を，ヘルスサービスリサーチの形でも発信していく必要がる．

References

1) 医療政策学×医療経済学
https://healthpolicyhealthecon.com/2014/08/25/kingdons-window-of-opportunity/

2) https://www.mhlw.go.jp/stf/seisakunitsuite/bunya/hokabunya/jyouhouseisaku/toukei-data_madoguchi_00013.html

3) Lohr KN, Steinwachs DM. Health services research: an evolving definition of the field. Health Services Research. 2002 Feb;37(1):15.

依頼論文 18

多職種連携におけるリーダーシップ

横田 雄也
Yuya Yokota MD, PhD

岡山家庭医療センター / 奈義ファミリークリニック
〒 708-1323 岡山県勝田郡奈義町豊沢 292 － 1
email：yktyy4110@gmail.com

Recommendations

- リーダーシップはリーダーだけでなく，メンバーそれぞれが意識し，発揮するべきものである．
- 多職種連携において，提供されるケアの方向性が患者・利用者・家族・コミュニティ中心の共通目標に向いているかどうかを常に意識し，マネジメントすることが，リーダーシップの根幹である．
- 自職種の限界を知ることにより，多職種連携の重要性と必要性を認識できる．
- 患者・利用者・家族・コミュニティ中心の共通目標に対する当事者意識が，リーダーシップの萌芽となる．

Highlight

医療保健福祉分野における多職種連携コンピテンシーモデルは，多職種連携におけるリーダーシップとして応用できる．多職種連携において，ケアの方向性が患者・利用者・家族・コミュニティ中心の共通目標に向かっているものなのか意識し，マネジメントすることが，リーダーシップの根幹と言える．そういったリーダーシップは，リーダーだけでなくメンバーそれぞれが持つべきものであり，当事者意識を持つことからはじまる．そして，自職種の限界を知ることから，多職種連携の重要性と必要性を認識できる．

Leadership in Interprofessional Work

Leadership in interprofessional work should be applied as a model of competency in the medical, health and welfare fields. In interprofessional work, caregivers should consider whether their care has common aims for patients, users, families, and community-centered management, which will form the basis of leadership. Such a leadership should be shared not only by a leader but also by followers which allows them to start from the sense of commitment. Moreover, knowing the limitations of their own occupations, will help them realize the significance and necessity of interprofessional work.

Keywords

多職種連携 (interprofessional work)，コンピテンシー (competency)，患者・利用者・家族・コミュニティ中心 (patient / user / family / community-centered)，当事者意識 (sense of ownership, sense of commitment)，コミットメント (commitment)

Rule

　・当事者意識と，自職種の限界の認識が，多職種連携におけるリーダーシップのはじまりとなる．

　・ケアの方向性が患者・利用者・家族・コミュニティ中心であるかどうかを常に意識する．

▌ Challenge case：「当事者意識の再考を学ぶ」

　A医師は訪問診療を行っているB診療所で勤務している．外来で糖尿病に対してインスリン治療を受けていたとある患者が，高血糖高浸透圧症候群を発症し，入院を契機に廃用が進行して通院困難となったため，B診療所から訪問診療を行うこととなり，A医師がその担当医となった．A医師は，医師がリーダーとしてリーダーシップを発揮するべきであると考えていた．特に疾患の治療は患者の命に直結しており，再び高血糖高浸透圧症候群を起こさないようにするためにも，血糖コントロールに注力する必要があると考えた．そのため，事細かなインスリン投与量の調整を数日ごとに行い，それを実施するために訪問看護師へ詳細な指示をだした．またA医師は，血糖測定やインスリン投与を厳密に実施するために，仕事で多忙な家族にもインスリン手技の見守りと厳密な食事管理を指示し，それをサポートするためのケアプラン調整をケアマネージャーに依頼していた．するとある時，訪問看護師から，「もう少し治療内容が簡単にならないでしょうか．本人も家族も負担が大きいようです」と言われた．家族にも話をきくと，「先生には悪いですが，この治療を続けていくのは本人も私たちももう無理です」と言われてしまった．

▌ Leadership skills

◆ 多職種連携コンピテンシー

　2015年に，医療保健福祉分野における多職種連携コンピテンシーモデルが国内で発表された[1]．コンピテンシーとは簡単に言うと，専門職として求められる能力や態度のことである．このモデルは，多職種連携を実践していく上で中心となる2つのコアドメインと，コアドメインを支え合う4つのドメインからなる（Box1）．このコンピテンシーモデルをフレームワークとして用い，ドメイ

ンの内容を意識し実践することで，有効な多職種連携につながる．リーダーシップをスキルと捉えると，このコンピテンシーを多職種連携のリーダーシップ・スキルとして再考し，応用することができるだろう．

　このコンピテンシーモデルをみると，「患者・利用者・家族・コミュニティ中心」[1]が円の真ん中に位置しており，ケアの方向性が患者・利用者・家族・コミュニティ中心の共通目標に向かっているかどうか常に意識し，マネジメントすることが，多職種連携におけるリーダーシップの根幹といえる．

　これに関連することとして，多職種連携において様々な職種がケアに関わる中で，時にはそれぞれの意見が食い違い，ともするとケアの方向性にばらつきが見られて対立する場面がある．そういった場合には，メンバー間の意見を調整したり，患者・家族らとともにケアの方向性を再検討するといった，いわゆるコンフリクトマネジメントが要求されるだろう．その際に考えるポイントをいくつか挙げる[2]とすれば，例えば，「そのケアは誰の何のためのケアなのか」，「そもそも眼の前の問題点や課題は，誰にとっての問題点や課題なのか」，「患者・家族が置き去りにされたケアになっ

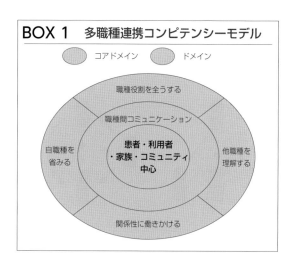

BOX 1　多職種連携コンピテンシーモデル

コアドメイン　　ドメイン

職種役割を全うする

職種間コミュニケーション

患者・利用者・家族・コミュニティ中心

自職種を省みる

他職種を理解する

関係性に働きかける

ていないか」,「メンバーの意見が対立して違った方向性であるようにみえて, 実はそれぞれ見ている方向性は同じで, それに向けての手段や方法が違っているだけではないか」, などが挙げられる.

◆ 多職種連携とチーム

ところで,「チーム医療」という言葉をよく耳にする.「グループ」と「チーム」はどう違うのだろうか (Box 2). グループとは, リーダーが主導となってメンバーに指示をだし, その指示に忠実にメンバーが従って行動していくような集まりのことである. グループでは, メンバーそれぞれの自律性は低く, メンバー間のやりとりも少なくなりやすい. 一方チームは, メンバーそれぞれが自律性をもちつつ, それぞれがリーダーシップを発揮しながら, フラットな関係性でお互いに連携・作用しあい, 共通の目標に向かって行動していくような集まりのことである. 今回のテーマである「多職種連携」は,「チーム医療」を含めた広い意味をもつと考えられ[1], チームとしての機能ももつ. また広い意味とは, 多職種連携によって提供されるケアは医療だけでなく, 保健, 福祉, その他様々な領域にまたがっているということでもあり, 医療機関だけでなく, 地域内における効果的な連携が求められる. そして, 患者・利用者・家族・コミュニティも多職種連携の環に加わり, 共通目標に向けて共に歩むことができる状態が望ましい (Box 3)

Troubleshooting
◆ 自職種の限界を認識する

多職種連携を意識し, 実践していく基礎となるのは, 自分ひとりで, 自職種だけでは, 十分で適切なケアを提供することは決してできないと, 認識しておくことである. それぞれの職種ごとに, 見えている景色は異なっている. 職種間でのコミュニケーションをとり, それぞれが持つ情報や考え, 視点を共有することで, はじめて自己を相対化し, 自職種を省みることができる. 独善的なケアとならないためにも, 患者や家族, 職種間での積極的なコミュニケーションと, 定期的な自己省察が求められる.

Further tasks
◆ 当事者意識

多職種連携に限ったことではないが, リーダーシップは, リーダーはもちろんのこと, メンバーそれぞれが意識し, 身につけ, そして発揮していくべきである. その出発点となるのは, 患者・利用者・家族・コミュニティ中心の共通目標に対するコミットメント, 一言でいうなら当事者意識に他ならない. 逆に言えば, メンバーが当事者意識を持ち, それぞれがリーダーシップを意識的に発揮することで, チームとしての効果的な多職種連携につながる.

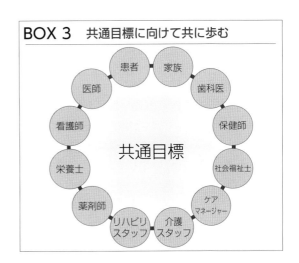

BOX 2　グループとチームの違い

BOX 3　共通目標に向けて共に歩む

Glossary

¹ **患者・利用者・家族・コミュニティ中心：**患者・サービス利用者・家族・コミュニティのために，協働する職種で患者や利用者，家族，地域にとっての重要な関心事 / 課題に焦点を当て，共通の目標を設定すること

References

1) 多職種連携コンピテンシー開発チーム. 医療保健福祉分野の多職種連携コンピテンシー, 2015.https://www.hosp.tsukuba.ac.jp/mirai_iryo/pdf/Interprofessional_Competency_in_Japan_ver15.pdf（2023 年 5 月 23 日時点）

2) 伊藤健次, 土屋幸己, 竹端寛 (著).「困難事例」を解きほぐす――多職種・多機関の連携に向けた全方位型アセスメント, 現代書館, 2021.

依頼論文 19

医療現場のメンタルヘルス

長崎 一哉
Kazuya Nagasaki MD, PhD

筑波大学水戸地域医療センター・水戸協同病院　講師
〒 310-0015 茨城県水戸市宮町 3-2-7
email: kazunagasaki@yahoo.co.jp

Recommendations
- 働き方改革をバーンアウト*¹削減の機会と捉え，その根絶を目指そう．
- 労働時間を単に削減することは，ボアアウト*²やモチベーションの低下など負の影響があることを認識しよう．
- よりよい人材や高い生産性を求めるリーダーはワーク・エンゲージメントが高い職場環境を目指そう．

Highlight
　日本では医師の働き方改革が 2024 年から施行され，労働時間が制限される．これにより，バーンアウトを起こしにくい職場が増え，リーダーとしてその予防をさらに推進する機会となる．一方で，労働時間が減り，仕事が効率化・分業化されていることにより，仕事へのやりがいが低下していくなど負の影響も存在する．バーンアウト予防を超え，仕事のやりがい，つまりワーク・エンゲージメントを高める職場を目指すことが次世代のリーダーに求められている．

In Japan, reforms to the way of physicians work will take effect in 2024, imposing limits on their working hours. It presents an opportunity for leaders to strengthen efforts in burnout prevention. However, there are also potential negative effects to consider, such as a potential decrease in job satisfaction resulting from reduced working hours and the implementation of more efficient and divided work practices. In addition to addressing burnout prevention, it is crucial for the next generation of leaders to strive to create workplaces that enhance work engagement.

4. Keywords
　メンタルヘルス（mental health），ワーク・エンゲージメント（work engagement），バーンアウト（burnout）

Rule
- バーンアウト予防はリーダーとしての最低限の目標である．
- 組織のワーク・エンゲージメントを高めることが真の目標である．

Challenge case：「医療現場のメンタルヘルス」

　日本の労働者は他国と比べ長時間働いており，医師および医療従事者は特に労働が長い．

　2019年からの働き方改革の中で長時間労働の是正が進められた．2024年からは医師にも適応される予定であり，医療現場ではその対応を進めている．

　過労が引き起こす代表的な問題はバーンアウトである．医師のバーンアウトは身体的・精神的健康だけでなく，離職や患者アウトカムの悪化にもつながる．医師の働き方改革によりバーンアウトが減少することを期待されている．一方で，医師の労働時間が減ることは好ましいことばかりではない．医療者の仕事への熱意を減らし，生産性の低下を引き起こす可能性が指摘されている．医療現場のリーダーはどのような職場を目指すべきだろうか．

Leadership skills

　従来，職場のメンタルヘルスではバーンアウトやワーカホリック*4などのネガティブな側面が注目されてきた．しかし，近年は労働環境の改善によりバーンアウトは減少しつつある．その中で，次に注目されてきているのがワーク・エンゲージメントである（Box 1）．[1] 職場におけるポジティブな心理状態を表す概念であり，熱意を持って仕事に没頭し，さらに仕事から活力を得ている状態

を指す（Box 2）．ワーク・エンゲージメントはいわばバーンアウトの対極といえる．

　ワーク・エンゲージメントが注目されている理由は複数ある．1つは人材の確保と定着である．働くことに喜びを感じる環境を作れれば，優秀な人材が集めることができる．もう1つは労働生産性である．1人1人が能力を十分に発揮できれば，少ない労働負担で高い成果が期待できるようになる．

◆ バーンアウトの予防（Box 3）

　現場のリーダーはまずバーンアウトの早期発見と介入に日々努めよう．バーンアウトでまず起こるのは情緒的消耗感である．際限のないストレスに対処できずに心が消耗した状態を指す．次の段階では，他者を非難する傾向を示す脱人格化という状態に至り，他者に対する攻撃的・批判的な態度が顕在化する．最終段階では仕事のパフォーマンスが大きく下がり，個人的達成感の低下という状態に陥る．この状態では休職や離職を余儀なくされるケースが増えている．この段階に至る前に対応することが肝要である．

　職務ストレスとそれを支える資源のミスマッチがバーンアウトのメカニズムといえる[2]．よって，バーンアウトの介入では，職場ストレスを減らし，資源を回復させることを行う．主な職務ストレスは，業務過多，コントロール不在，不十分な報酬，

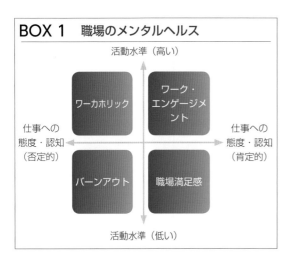

BOX 1　職場のメンタルヘルス

下位概念	概念イメージ
1. 活力	仕事から活力を得ていきいきとしている
2. 熱意	仕事に誇りとやりがいを感じている
3. 没頭	仕事に熱心に取り組んでいる

BOX 2　ワーク・エンゲージメントの下位概念

支援体制の欠如，不公正，価値観の不一致である．労働者個人が何にストレスを感じ，どのような支援を必要としているかを話し合おう．また，労働者を支える資源としては，上司や同僚における職場でのサポートだけなく，社会的なつながりや心理的な安定も重要である．マインドフルネスなどの自己ケア戦略 を提供するプログラムも積極的に導入されてきている．

◆ ワーク・エンゲージメントの高め方

優秀な人材や生産性の向上を目指すリーダーは労働者のエンゲージメントを高める努力をしよう．そのためには，仕事および個人の資源(Box 4)を高めることが必要といわれている．[3]

仕事の資源とは，仕事の効率化や成長体験を通じて，仕事へのモチベーションを高めるものである．具体的には，上司や同僚のサポートや，決定権の付与，効果的なフィードバック，業務の多様性が挙げられる．その中でも最も重要だといわれているのは，「チームで仕事をしている」という意識である．[4] リーダーは従業員との信頼関係の構築を通じて，各従業員がチーム内での役割を果たし，能力を最大限に発揮できる機会を提供すべきである．

個人の資源とは，労働者個人が持つ，モチベーションを高める内的要因を示す．自己効力感，自尊心，楽観主義，レジリエンスなどが個人の資源として挙げられる．従業員の素質が一部影響を及ぼすとはいえ，仕事を通じて資源を高めることができる．そのためには仕事に対する自主性を尊重，権限を与え，個々の希望や能力に応じた職務の割り当てなどが必要である．従業員が仕事を「受動的に行う」のではなく「能応動的に遂行する」という意識を持つことを促進すべきである．

▌Troubleshooting

働き方改革による労働時間制限はバーンアウトを減らし，エンゲージメントを高めることが期待される．しかしながら，働き方改革の時代において必ずしも好ましくない影響が出る可能性がある．

1つは労働濃縮の問題である．労働量を維持しつつ労働時間を短縮すると，労働の「集約度」が増加する．労働濃縮は仕事の質の低下や仕事の画一化を招き，労働者のエンゲージメントを下げる結果になる．もう1つは「ボアアウト」という現象である．[5] ボアアウトは近年注目されている概念であり，退屈や単調な仕事により，労働者が自己成長や動機付けを感じられなくなった状態を指す．労働時間削減において，労働者のやりがいや成長につながる時間を大きく減らさないように心がけよう．

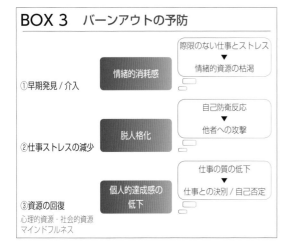

BOX 4　ワークエンゲージメントのために必要な資源	
仕事の資源	上層部との信頼関係 革新的な組織風土 公正な人事評価 同僚や上司の支援 自立性・裁量権 フィードバック 明確な役割 研修機会 チームビルディング
個人の資源	自己効力感・自尊心 希望 楽観性 レジリエンス

Future tasks

　働き方改革により労働時間が減ることで，これからの職場ではバーンアウトの発生率が減少することが予想される．しかし，そのときに労働者にとってモチベーションや意味を感じられる時間を大きく減らしてしまうと，エンゲージメントが高まらない．バーンアウトの予防だけでなく，動機付けを促進する職場環境の構築を目指すべきである．

Glossary

*1 **バーンアウト**：職場における慢性的かつ過度なストレスによって情緒的に消耗した結果，身体的疲労および感情の枯渇をきたし労働意欲を失った状態．

*2 **ボアアウト**：職場における不健康状態の一つであり，単調かつ退屈な仕事が継続することで自身の成長が阻害され仕事への関心が著しく低下した状態．

*3 **ワーク・エンゲージメント**：仕事にポジティブに取り組む状態を表した概念の一つであり，熱意を持って仕事に没頭し，さらに仕事から活力を得る状態を指す．

*4 **ワーカホリック**：仕事に私生活の多くを犠牲にして打ち込んでいる状態．ワーカホリックは「働かなければならない」という状態であり，ワーク・エンゲージメントの「働きたい」という状態とは異なる．

References

1) Schaufeli WB, Salanova M, González-romá V, et al. The Measurement of engagement and burnout: a two sample confirmatory factor analytic approach. Journal of Happiness Studies. 2002;3:71–92.

2) Harvard Business Review. バーンアウトの処方箋. ダイヤモンド社, 2021.

3) 島津明人. Q&A で学ぶワーク・エンゲージメント－できる職場の作り方. 金剛出版, 2018.

4) Harvard Business Review. 従業員のエンゲージメントをいかに高めるか. ダイヤモンド社, 2019.

5) Stock R M. Is boreout a threat to frontline employees' innovative work behavior? : boreout on innovative work behavior. J. Prod. Innov. Manage. 2009; 32: 574–592.

Perspective

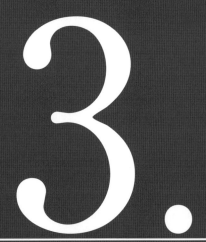

Planetary Health と Choosing Wisely

梶 有貴
Yuki Kaji MD, MPH

国際医療福祉大学　総合診療医学
(〒 286-8520　千葉県成田市畑ケ田 852)
国立がん研究センターがん対策研究所行動科学研究部実装科学研究室
みどりのドクターズ
E-Mail: ykaji@iuhw.ac.jp

要旨

　演者は,「プラネタリーヘルス」という視点から Choosing Wisely について講演した. 総合診療医と他の専門医と異なる点として, 人を臓器, 組織, 細胞, 遺伝子と細かくみていく視点だけではなく, 人, 家庭, 社会, 国, 地球と視点を幅広くみていくことが特徴的である. この講演で演者はその中でも最も広い単位である「地球」について考察した. いま私たちの"目の前"で起こっていることを述べた後, Planetary Health の背景を解説して, Planetary Health は医療者の守備範囲にあることを指摘した. さらに日本の医療におけるカーボンフットプリントのデータを示して注意を喚起した.
Planetary Health と Choosing Wisely という観点から, 新たな時代の"価値 (value)"に向けて臨床家としての対策として, 演者は臨床家でできる気候変動対策として4つを挙げた.
1) 医療資源に頼らないよう健康づくりを目指す, 患者のエンパワーメントとセルフケア
2) 予防医療の推進
3) 医療資源を低 CO_2 排出の代替品に変えていく
4) 「Lean service delivery」, つまり適度なサービス
　この気候変動の時代に入り, 新たな Value を考える時期にきている. "Value"は害や費用だけではなく, 地球環境への影響（Environment impact）も考慮していくことも必要である. この新たな Value を意識した新たな Choosing Wisely キャンペーンが次の時代には求められてくることを演者は提言した.
　本稿は 9 月 25 日の Choosing Wisely Japan 総会での講演記録である.

Highlight

The speaker conducted a lecture on Choosing Wisely Campaign from the viewpoint of "Planetary Health". As for the differences between generalists and other specialists, he pointed out generalists should have the wide point of view from a patient, to a family, to a society, to a nation and to the earth rather than specialists' narrow point of view from an organ to a system, to a cell and to a gene. He spoke in the lecture about the earth, the widest unit. After speaking what is occurring in front of our eyes, he explained to healthcare professionals the background of "Planetary Health", stressing it is within their domain. In addition, he called attention with showing the data of the consumption-based GHG emissions (carbon footprint) of Japanese healthcare. According to the point of view regarding with "Planetary

Health" and Choosing Wisely Campaign, he introduced the following clinicians' four countermeasures;

1) Patient empowerment and self care; Support patients to take a bigger role in managing their own health and healthcare.
2) Prevention; Promoting health
3) Low carbon alternative; preferential use of effective treatment and medical technologies with lower improvement impact
4) Lean service delivery; Services where people need them

He stressed the new concept of value should be considered with people facing with the era of climate change. It's necessary for the concept of value to be taken into account not only with harm or cost but also with environment impact. The speaker recommended Choosing Wisely Campaign should be required to be considered with the new value in the forthcoming era.

この度は貴重な機会をいただきまして誠にありがとうございます.

普段の臨床では馴染みの少ない領域の話ではございますが,「プラネタリーヘルス」という視点から Choosing Wisely についてみていこうと思います.

最初に自己紹介ですが (**Box 1**), 私のバックグラウンドは総合診療医をしております. 総合診療医と他の専門医と異なる点として, 人を臓器, 組織, 細胞, 遺伝子と細かくみていく視点だけではなく, 人, 家庭, 社会, 国, 地球と視点を幅広くみていくことが特徴的であると常に感じています. 今回はその中でも最も広い単位である「地球」の話と大きく関連します.

Box 2 がアウトラインになります. まず「いま私たちの"目の前"で起こっていること」として

身近な話題から考えていこうと思います.

さて, 先週 (2022 年 9 月 18 日〜 24 日) に入り台風 14 号が上陸したと思ったら, すぐに新たな台風 15 号が出現しました. 今回ご参加いただいているみなさまの地域に, 甚大な被害が出ていないことを願っております.

台風による水害によって, 住民は健康上のリスクにさらされることになります. 例えば, 避難生活の長期化から熱中症・感染症・精神疾患のリスクとなり, あるいは衛生環境の悪化から水系感染症などのリスクになることなどが考えられます.

最近ではこのような水害の多さは肌身で感じている方も多いかもしれませんが, これははっきりとデータでも示されております (**Box 3**). 年々明らかに水害は増加しており, 2019 年の水害被害額は, 約 2 兆 1800 億円と試算され, 統計開始

BOX 1　はじめに　〜自己紹介〜

梶　有貴（かじ　ゆうき）MD MPH
・所属：
- 国際医療福祉大学総合診療医学　医学部助教
- 国立がん研究センターがん対策研究所行動科学研究部
　実装科学研究室　特任研究員
・専門：総合診療, 感染症, 医療の質・安全, 実装科学
・経歴：筑波大学卒
　　　　筑波大学水戸地域医療教育センター・水戸
　　　　協同病院総合診療科
　　　　東京大学医学系研究科公共健康医学専攻

BOX 2　本日のアウトライン

・いま私たちの"目の前"で起こっていること

・Planetary Health の背景

・Planetary Health とは？

・日本の医療による気候変動への影響

・Planetary Health と Choosing Wisely˜新たな時代の"価値 (value)"に向けて

以来最大の金額を記録しています．なぜこれほどまでに水害が増加しているのでしょうか．

これは気温上昇で説明することができます．地球上の水はこちらの **Box 4** のように，海や湖などから蒸発し，降水として地表面に降り注ぎ流れるという循環を繰り返しております．これを水循環 (water cycle) と呼びます．気温の上昇により蒸発する水分の量が増えると，この水循環する量も増え，これが豪雨・水害へと発展します．つまり，水害の増加は気温上昇の大きな影響の一つと言えるでしょう．

気温上昇は，日本だけの問題ではなく世界中で問題となっています（**Box 5**）．長期的に見てみると，我が国はこの 100 年で 1.19℃ 気温が上昇しています．また世界の気温もやはり 100 年で 0.72℃ 上昇しており，今後もさらに気温が上昇していくという予測がされています．まずます事態は深刻化していくことが予想されるでしょう．

また，先ほどご説明した水害というのは実は気温上昇による健康影響のほんの一部を説明したに

BOX 3　増加する水害

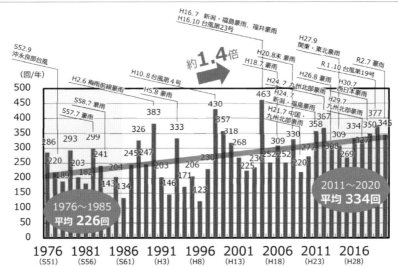

国土交通省が公表している 2019 年の水害被害額は，約 2 兆 1,800 億円であり，水害被害額の統計開始以来最大の金額

国土交通省　水害レポート 2020
https://www.mlit.go.jp/river/pamphlet_jirei/pdf/suigai2020.pdf より引用

BOX 4　水循環（water cycle）

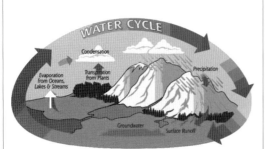

Credit: NASA

気温が上昇すると蒸発する水の量が増える→豪雨・水害

BOX 5　確実に "沸騰" していく世界

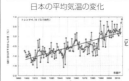

日本の平均気温の変化　　世界の平均気温の変化と今後の予測

・日本の年平均気温は，世界の年平均気温と同様，変動を繰り返しながら上昇．
・長期的には 100 年あたり 1.19℃ の割合で上昇．

・世界の年平均気温は 19 世紀後半以降 100 年あたり 0.72℃ の割合で上昇．
・21 世紀末（2081〜2100年）における世界の年平均気温は，20 世紀末（1986〜2005年）と比較して，最も楽観的な予測で 0.3〜1.7℃，最もシビアな予測で 2.6〜4.8℃ の上昇が想定．

環境省　文部科学省　農林水産省　国土交通省　気象庁　気候変動の観測・予測及び影響評価統合レポート 2018 〜日本の気候変動とその影響〜より引用

すぎません．気温上昇によって，暑熱や熱中症による死亡リスク，大気汚染物質による心臓・呼吸器疾患の死亡リスク，気温変化による感染症の疫学的な変化など私たちの身体に多岐にわたる影響を及ぼすことが知られています（**Box 6**）．

この気候変動はなぜ起こっているかというのは皆さんご存知だとは思います．「温室効果ガス」の増加が大きな要因となっています（**Box 7**）．温室効果ガスとは二酸化炭素やメタン，フロンなどが代表的です．本来これらのガスは地表から出ていく赤外線を吸収して，地球の平均気温を適温に保ってくれるもので，もし温室効果ガスがなければ地球の体表面は -19℃ にもなってしまいます．しかし，近年この温室効果ガスが増えていることにより，気温上昇，つまり地球温暖化を引き起こしています．

さらに「気温上昇」だけではなく，「気候変動」全体での健康影響を見てみるとさらに多くのリスクがあります．**Box 8** は CDC の Web サイトで掲載されている気候変動が人間の健康に与える影響になります．実に多岐に渡る影響があることがおわかりいただけるでしょう．

この温暖化の主な原因は，以前から人間活動である可能性が示唆されてきましたが，ついに 2021 年の IPCC 報告書（※）では「疑う余地がない」という強い言葉で表現されるまでになっています（**Box 9**）．

※ IPCC：1998 年に世界気象機関（WMO）と国連環境計画（UNEP）により設立された，国連が招集した 195 の解明政府と数千人の第一線の科学者・専門家からなるパネル．気候変動やその影響・対策について，世界中の論文を基に科学的な見地から評価を行なっており，数年ごとに作成される評価報告書は，各国・各国間の気候変動対策の"根拠"として用いられる．

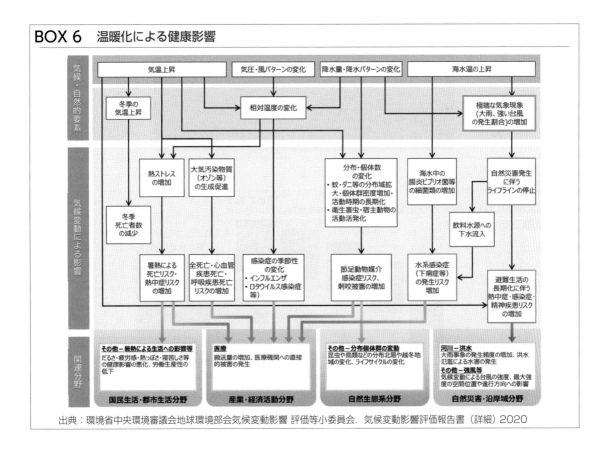

BOX 6　温暖化による健康影響

出典：環境省中央環境審議会地球環境部会気候変動影響 評価等小委員会. 気候変動影響評価報告書（詳細）2020

BOX 7 温室効果ガスの増加

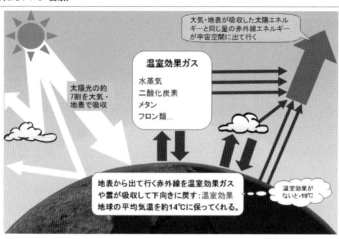

BOX 8 Impact of Climate Change on Human Health

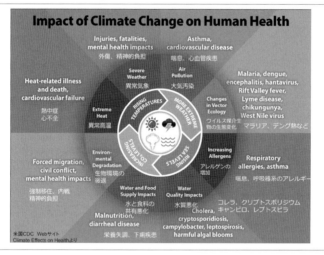

BOX 9

20世紀後半以降の温暖化の主な原因は
人間活動である可能性が・・・

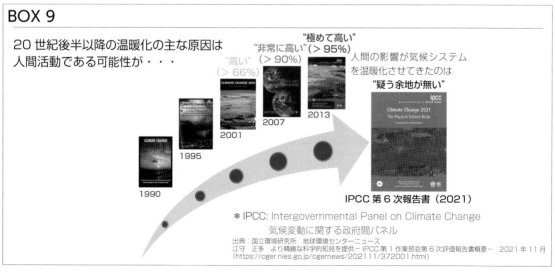

さて，ここまでは現場や生活の影響という視点から気候変動についてみてきましたが，ここからはさらに大きく，幅広い視点に変えていただければと思います．

■ Planetary Health の背景

今回お話するテーマである「プラネタリーヘルス」の「プラネタリー」とは「地球」という意味になります．そのため，まずは地球についての背景となる内容からご説明していきましょう．

地球は私たち人類が誕生する前にも存在しており，長い長い歴史があります（Box 10）．およそ46億年前に地球が誕生したとされ，5億4千万年前に生命が誕生しました．恐竜の時代を経て6600年前に哺乳類の時代になりました．ここからの時代を地質学的に新生代と呼ばれます．この地球の歴史の長さと比較すると，哺乳類，人類がいかに"新参者"であるかがおわかりいただけるかと思います．1万1700年前に最後の氷河期が終わり，人間は農耕や放牧を開始します．この時代は新生代の中でも，第4紀，完新世と呼ばれます．この時代に入ったことが意味することは，これまでは「地球の自然環境に影響を与えられていた」人類が，「地球の自然環境を利用し始める時代に入っていった」ということです．

そして，いまはどうでしょうか．人類は「地球の自然を利用する」どころか，人類が「地球の自然に影響を与える」という構図になっています．環境学者を中心に，このような時代をこれまでの完新世とは区別して「人新世（Anthropocene）」

と呼ぶようになっています（Box 11）．人新世の始まりはいつごろなのかについては産業革命以降とするなど諸説あるようです．

そして，この人新世の時代で何が起こっているのでしょうか．それは言うなれば「大きな加速」です．Box 12 のグラフをご覧ください．この50年で人類の総人口は加速的に増え，寿命は大きく延伸しています．その一方でこの50年で環境の負荷となるエネルギー，水，土地利用も加速的に増大しており，それに呼応するように海の酸性化，CO_2 排出，気温上昇，など地球環境の劣化も加速しています．一方で，当たり前ですがそのような環境負荷を支える地球は一つだけであり決して増えたりはしません．内分泌学などに詳しい方はご存知かもしれませんが，このような急激な加速の原因となるような人間の内分泌系のようなネガティブフィードバックがないことを意味します．つまり人類には競合種などはおらず，人間が地球の資源を独占している状態がこのような結果を生んでいます．もちろん，猿の惑星，の映画のように競合種がいればいいというわけではありませんが，持続可能性には人間の地球の資源に対する自律的なガバナンスが必要といえるでしょう．

私は，この加速的に進む地球環境の負荷のグラフを見ていて，「世界一貧しい大統領」として有名になったウルグアイの第40代大統領のホセ・ムヒカが，2012年のリオ会議（地球サミット）の演説で語った言葉が頭をよぎりました（Box 13）．

彼は「私たちが，無限の消費と発展を求めるこの社会を作ってきたのです．…現代に至っては，

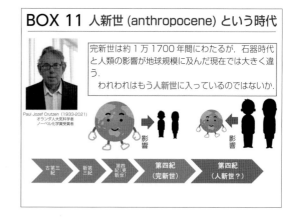

BOX 12 Great Acceleration（大加速）の時代

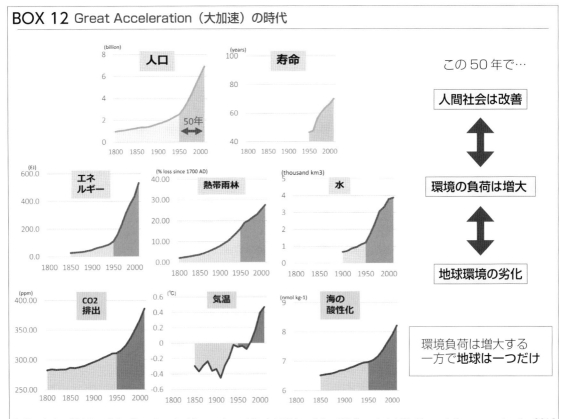

1. Population Division of the Department of Economic and Social Affairs of the UN Secretariat World population prospects: the 2012 revision. United Nations, New York2013
2. Steffen, W.et al. The trajectory of the Anthropocene: The Great Acceleration. The Anthropocene Review, 2015, 2(1), 81-98. より発表者が作成

BOX 13

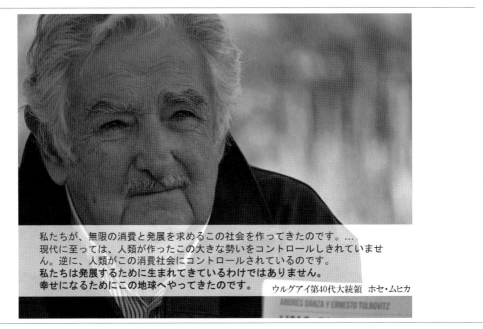

私たちが、無限の消費と発展を求めるこの社会を作ってきたのです。…
現代に至っては、人類が作ったこの大きな勢いをコントロールしきれていません。逆に、人類がこの消費社会にコントロールされているのです。
私たちは発展するために生まれてきているわけではありません。
幸せになるためにこの地球へやってきたのです。

ウルグアイ第40代大統領　ホセ・ムヒカ

人類が作ったこの大きな勢いをコントロールしきれていません．逆に，人類がこの消費社会にコントロールされているのです．私たちは発展するために生まれてきているわけではありません．幸せになるためにこの地球へやってきたのです．」と語っています．人新世の時代には，非常に教訓的な言葉だと思います．

　現在，環境領域の中では既に現時点で許容できる一線を越えているものも出てきています．Box 14 の図は環境学者ヨハン・ロックストロームによって提唱されたプラネタリー・バウンダリーズというものになります．9つの環境領域の管理が最も重要とされ，地球の環境負荷が許容できる限界点を示し，その限界を超えることは人類の安定的存続を脅かすと警告したものです．9つの領域とは，①気候変動，②生物多様性の損失，③土地利用変化，④淡水利用，⑤栄養塩（窒素とリン）負荷，⑥海洋酸性化，⑦大気エアロゾルの負荷，⑧オゾン層の破壊，⑨新規化学物質の環境放出になります．このうちすでに，生物多様性の損失，栄養塩負荷については既に限界を超えているとされ，気候変動と土地利用変化も限界に近い状態にあるとされています．

Planetary Health とは？

　プラネタリーヘルスにまつわる，特に医療従事者の間でよくある誤解としては Box 15 のようなことが挙げられるかと思います．まず気候変動の話はあくまで地球の話であって，人間の健康を相手にしている自分とは距離がある，あるいは医療者の守備範囲を超えている，というお話です．この辺りに関してはこの講義全体を通してご理解いただけるものと思います．

　そして，もう一つ，「SDGs」といった概念と重複しており，はやりの概念にのっかっているだけ，といった誤解があるかと思います．

　まず，「プラネタリーヘルス」という概念が提唱されたのは，Box 16 のロックフェラー財団と医学雑誌ランセットが合同で出した 2015 年の論文が起源となります．筆者は医療・公衆衛生系の方が 2/3 を占めています．定義としては，「人類の未来を形作る政治，経済，社会などの人間システムと，人類が繁栄できる安全な環境限界を定義する地球の自然システムに慎重に配慮することで，世界的に達成可能な最高水準の健康・福祉・公平性を達成すること．」とされます．この概念として押さえておきたいポイントとしては，まず

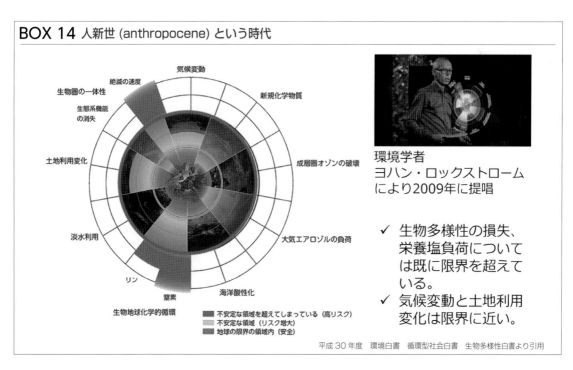

BOX 14 人新世 (anthropocene) という時代

平成 30 年度　環境白書　循環型社会白書　生物多様性白書より引用

健康・福祉・公正性，つまり広義の意味での“健康”の達成を目的としている点が挙げられます．これは医療の分野で扱う内容としての前提条件と言えるでしょう．また，人間システムの健康と地球のシステムの健康，これらは互いに独立なものではなく相互依存的なものとして捉えているということです．ここがプラネタリーヘルスを把握する上で重要なポイントになってきます．

　一方，世間でも有名な「SDGs」は「Sustainable Development Goals」の略称です．「Transforming Our World: the 2030 Agenda for Sustainable Development」という文書として採択されたもので，偶然にもプラネタリーヘルスが提唱された年と同じく2015年に国連サミットで採択されました．ご存知の通り，2030年までに達成すべき目標が17項目挙げられたものですが，これらは2030年に達成・非達成の形で終了するものであり，特に「達成しなければならない」といったような拘束力を持ったものではありません．あくま

で目標（ゴール）ということになります．医療に関するものとしては「3．すべての人に健康と福祉を」がありますが，関連性のある項目は他にもいくつかあります．

　いまや町中に溢れているこちらのSDGsの17項目のロゴですが，みなさんはこのロゴを見てなにか違和感を覚えられませんでしたでしょうか．といいますのも，Box 17を見てみるとまるでこの17項目が互いに独立している，並列なもののように感じられてしまいます．実際，SDGsでは各目標の間の関係性については言及されていません．あたかも，この中のいくつかだけをクリアすることさえできたら持続可能な世界が待っているかのようにさえ感じられそうです．

　ただ，実際はこのSDGsの項目には階層のようなもので分類することができます．Box 18の図は先ほどのプラネタリーバウンダリーズを提唱したヨハン・ロックストロームが作成した「ＳＤＧｓのウェディングケーキモデル」というものです．最下層に位置する生物圏に関わる目標（目標6,13,14,15），中間層に位置する社会圏に関わる目標（目標1,2,3,4,5,7,11,16），上位層に位置する経済圏に関わる目標（目標8,9,10,12）の3つの層に別れており，さらにその上に目標「17．パートナーシップで目標を達成しよう」が来る，というモデルになります．目標「3．すべての人に健康と福祉を」は中間の社会圏の中に位置しています．

BOX 15　Planetary Heath にまつわるよくある誤解

・気候変動の話はあくまで地球の話．人間の健康を相手にしている自分とは距離がある．

・地球規模の話題は，我々医療者の守備範囲を超えている．

・SDGs と同じなのでは？はやりの概念に乗っかっているだけでしょ？

BOX 16　Planetary Health

THE ROCKEFELLER FOUNDATION　THE LANCET

著者：
医療・公衆衛生系が 2/3
生物多様性・保全生態 1/3

The Rockefeller Foundation-*Lancet* Commission on planetary health

Safeguarding human health in the Anthropocene epoch: report of The Rockefeller Foundation-*Lancet* Commission on planetary health

Whitmee S, et al. Safeguarding human health in the Anthropocene epoch: report of The Rockefeller Foundation-Lancet Commission on planetary health. Lancet. 2015 14;386(10007):1973-2028.

【定義】
人類の未来を形作る政治，経済，社会などの**人間システム**と，人類が繁栄できる安全な環境限界を定義する地球の**自然システム**に慎重に配慮することで，世界的に達成可能な最高水準の健康・福祉・公平性を達成すること．

✓ 目的は健康・福祉・公正性（広義の“健康”）の達成．
✓ 人間（と文明）の健康と地球（生態系）の健康，両者は独立なものではなく相互依存的なものとして捉える．

BOX 17　Sustainable Development Goals (SDGs)

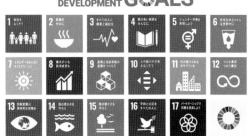

SUSTAINABLE DEVELOPMENT GOALS

・2015 年 9 月の国連サミットで採択された「Transforming Our World: the 2030 Agenda for Sustainable Development」という文書として採択．
・2030 年に達成・非達成の形で終了する．
・17 の目標が記されており，医療に関するものは「3．すべての人に健康と福祉を」がある．

見方を変えれば（**Box 19**），最下層の生物圏とは地球環境そのもの，つまり"地球"の健康の持続可能性に関わる目標と考えることができます．一方，社会圏や経済圏にある目標は"人間"の健康の持続可能性に関わるものと整理することができるでしょう．

そして，先ほどのプラネタリーヘルスに定義に照らし合わせると，"人間"の健康にあたる経済圏・社会圏の目標と，"地球"の健康にあたる生物圏の目標との間の関係を相互的に探っていくことがプラネタリーヘルスの役割と考えることができます (**Box 20**)．つまり，プラネタリーヘルスはSDGsと重複するところがありますが，より広く各SDGsの項目の関係性を重視した，一歩踏み込んだ概念であることがおわかりいただけると思います．

BOX 18　SDGs のウェディングケーキモデル

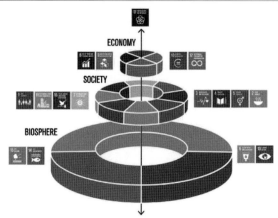

illustrated by Johan Rockstorm and Pavan Sukhdev
出　典：Stockholm Resilience Centre http://www.stockholmresilience.org/research/researchnews/2016-06-14-how-food-connects-all-the-sdgs.htm

・目標 17. パートナーシップで目標を達成しよう

上位層「経済圏」
・目標 8．働きがいも経済成長も
・目標 9．産業と技術革新の基盤をつくろう
・目標 10．人や国の不平等をなくそう
・目標 12．つくる責任 つかう責任

中間層「社会圏」
・目標 1．貧困をなくそう
・目標 2．飢餓をゼロに
・**目標 3．すべての人に健康と福祉を**
・目標 4．質の高い教育をみんなに
・目標 5．ジェンダー平等を実現しよう
・目標 7．エネルギーをみんなに
・目標 11．住み続けられるまちづくりを
・目標 16．平和と公正をすべての人に

最下層「生物圏」＝地球環境そのもの
・目標 6．安全な水とトイレを世界中に
・目標 13．気候変動に具体的な対策を
・目標 14．海の豊かさを守ろう
・目標 15．陸の豊かさも守ろう

BOX 19　SDGs のウェディングケーキモデル

"人間"の健康の持続可能性

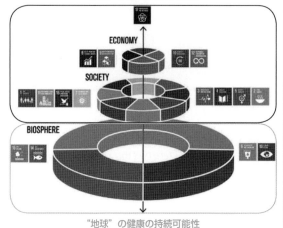

"地球"の健康の持続可能性

・目標 17. パートナーシップで目標を達成しよう

上位層「経済圏」
・目標 8．働きがいも経済成長も
・目標 9．産業と技術革新の基盤をつくろう
・目標 10．人や国の不平等をなくそう
・目標 12．つくる責任 つかう責任

中間層「社会圏」
・目標 1．貧困をなくそう
・目標 2．飢餓をゼロに
・**目標 3．すべての人に健康と福祉を**
・目標 4．質の高い教育をみんなに
・目標 5．ジェンダー平等を実現しよう
・目標 7．エネルギーをみんなに
・目標 11．住み続けられるまちづくりを
・目標 16．平和と公正をすべての人に

最下層「生物圏」＝地球環境そのもの
・目標 6．安全な水とトイレを世界中に
・目標 13．気候変動に具体的な対策を
・目標 14．海の豊かさを守ろう
・目標 15．陸の豊かさも守ろう

　"人間"の健康と"地球"の健康を考えるにあたって、それらのバランスを取ることが重要です。

　こちらは経済学者のケイト・ラワースが、さきほどのプラネタリーバウンダリーのモデルを基に提唱したモデルで（**Box 21**）、外側の円がプラネタリーバウンダリーズ、内側の円が人間の社会生活を営む上での基盤となるソーシャル・バウンダリーズです。ソーシャル・バウンダリーズの中に「健康（Health）」も含まれています。このプラネタリーバウンダリーズを超えず、ソーシャルバウンダリーズを下回らない、間に挟まれたドーナツ状の領域こそが人間が目指すべき活動領域、と捉えることができます。

　このバランスもプラネタリーヘルスをとらえていく上で非常に重要になってきます。

BOX 20　SDGs のウェディングケーキモデル

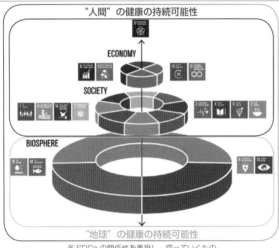

"人間"の健康の持続可能性

ECONOMY

SOCIETY

BIOSPHERE

"地球"の健康の持続可能性

各 SDGs の関係性を重視し、探っていくもの
= Planetary Health

・目標 17. パートナーシップで目標を達成しよう

上位層「経済圏」
・目標 8. 働きがいも経済成長も
・目標 9. 産業と技術革新の基盤をつくろう
・目標 10. 人や国の不平等をなくそう
・目標 12. つくる責任 つかう責任

中間層「社会圏」
・目標 1. 貧困をなくそう
・目標 2. 飢餓をゼロに
・**目標 3. すべての人に健康と福祉を**
・目標 4. 質の高い教育をみんなに
・目標 5. ジェンダー平等を実現しよう
・目標 7. エネルギーをみんなに
・目標 11. 住み続けられるまちづくりを
・目標 16. 平和と公正をすべての人に

最下層「生物圏」=地球環境そのもの
・目標 6. 安全な水とトイレを世界中に
・目標 13. 気候変動に具体的な対策を
・目標 14. 海の豊かさを守ろう
・目標 15. 陸の豊かさも守ろう

BOX 21　ドーナツ型経済

外側の円：プラネタリー・バウンダリーズ
内側の円：ソーシャル・バウンダリーズ（社会の境界）

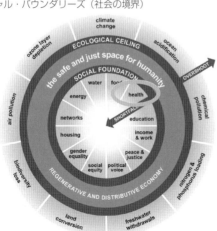

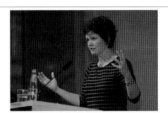

経済学者ケイト・ラワース
により 2012 年に提唱

内外の2つのバウンダリーに挟まれた
ドーナツ状の領域が人間の活動領域

日本の医療による気候変動への影響

　自分がこの問題の重大性を知るきっかけとなったが，国立環境研究所の南齋規介先生の 2019 年の論文です．この論文の中で，医療サービスに関わるカーボンフットプリント（資源採掘の段階から生産の段階，さらに流通・使用や維持，廃棄・リサイクルの段階といったフロー全体で排出される温室効果ガスの排出量を CO_2 換算で表した指標）について計算されています．

日本の医療におけるカーボンフットプリント

　まず，2011 年の医療サービスのカーボンフットプリントは 62.5×10^6 メートルトン CO_2 換算（MtCO$_2$e）であり，国内の温室効果ガス総排出量の 4.6％ を占めるということがわかっています．みなさんはこの 4.6％ という数字をどのように感じられますでしょうか．米国では全体の 8.0％（2007 年），イギリスでは 5.0％（2016 年），カナダでは 5.0％（2018 年），オーストラリア 7.2％（2018

年）を医療サービスが占めると試算されており，諸外国と比べて決して割合が高いというわけではありませんが，それでも全体に占める割合としては決して軽くみることはできない数字だと思います．

　そのうち内訳として最も大きな割合を占めるのが医薬品になります．つまり，Choosing Wisely でも問題となってくるポリファーマシーや不適切処方など，投薬の無駄をなくすことは CO_2 排出量の低下に大いにつながる可能性があります．

　病気の種別で見てみると心血管系や新生物などが多く占めています．年齢別で見てみると医療資源が多く投入されることとなる 65 歳以上の高齢者に起因する排出量の増加が医療からの総排出量の半分を占めており，急速に増加しています．

　また，入院患者と非入院患者で比較してみると，入院患者に多くの医療資源が投入されることからその排出量は非入院患者の 5.4 倍にもなります **(Box 22)**．つまり入院を回避すること，入院医療

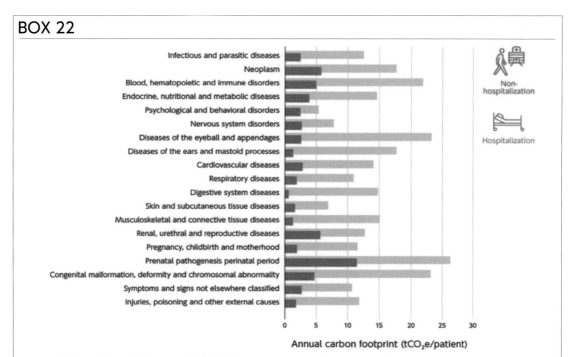

✓ 入院患者の患者 1 人当たりの平均排出量は 12tCO$_2$e ／人であるのに対し，非入院患者 1 人当たりの平均排出量は 2.1tCO$_2$e ／人と，5.4 倍も異なる．

入院を回避すること，入院医療の無駄をなくすことは CO_2 排出量の低下につながる可能性がある

Nansai et al（2019）Carbon footprint of Japanese health care services from 2011 to 2015．Resour. Conser. Recycl. 152:104525

のムダをなくすことはCO_2排出量の低下につながる可能性があります．意外にも私たちが行っている診療がCO_2排出に寄与していることがお分かりいただけるのではないかと思います．

Planetary Health と Choosing Wisely －新たな時代の "価値 (value)" に向けて

臨床家としての対策，何ができる？

私たちの臨床家でできる気候変動対策としては大きくこれらの4つの対策が考えられます（Box 23）．まずは医療資源に頼らないよう健康づくりを目指す，患者のエンパワーメントとセルフケアが考えられます．そして，予防医療の推進も当然考えられる対策になります．また，医療資源を低CO_2排出の代替品に変えていくことも考えられる対策となるでしょう．そして，最後に「Lean service delivery」，つまり適度なサービスが挙げられます．

Lean 「贅肉の取れた」，「無駄のない」

この「Lean」という言葉は，医療の質・患者安全に詳しいみなさまは既にご存知の概念かもしれません．Lean とは，「贅肉のとれた」の意である英単語になります．トヨタ自動車の大野耐一が有名な「見える化」や「なぜなぜ分析」，「カイゼン」といったトヨタ生産方式を提唱しそれを，Stanford の研究者が「Lean 生産方式」として広めたことでも有名です (Box 24)．

参考：保健医療 2035

そして，Choosing Wisely では 2015 年に渋谷健司先生，徳田安春先生らが中心となってまとめられた「保健医療 2035」の中で「Lean Healthcare」が提唱されました．その中に Choosing Wisely の取り組みについても文言が加わり，Choosing Wisely Japan でも大きな話題となりました．このような「Lean」の取り組み，つまり Choosing Wisely の取り組みを推進していくことが，臨床家にできる気候変動対策の大きな柱の一つと言えるでしょう (Box 25)．

これまでの価値 (Value) のコンセプト

ご存知の通り，Choosing Wisely は High Value Care を奨める活動でしたが，これまでの "Value" は患者のアウトカムと副作用や合併症などの害と費用とのバランスから定義されていました (Box 26)．できるだけ害が少ない，費用の少ない，患者のアウトカムが最大化されるようなものが "High Value" として考えられてきました．

BOX 23 臨床家としての対策，何ができる？

① 予防医療の推進

② 患者のエンパワーメントとセルフケアの支援

③ 低CO_2なものへの代替

④ 適度なサービス提供

Mortimer F. The sustainable physician. Clin Med (Lond). 2010 Apr;10(2):110-1.

Planetary Health 時代の価値 (Value) の コンセプト

　しかし，この気候変動の時代に入り，新たな Value を考える時期にきているのではないでしょうか．つまり，"Value" は害や費用だけではなく，地球環境への影響（Environment impact）も考慮していくことも必要ではないかということです (Box 27)．この新たな Value を意識した新たな Choosing Wisely キャンペーンが次の時代には求められてくるのではないでしょうか．こちらが本日の会で私が提言したい内容となります．

BOX 24　Lean 「贅肉の取れた」，「無駄のない」

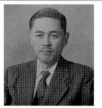

大野 耐一（1912 - 1990）
トヨタ自動車工業元副社長

トヨタ生産方式
・問題の見える化
・7つのムダ取り
・なぜなぜ分析
・カイゼン

↓

(Lean) リーン生産方式

✓ このムダを「"会社と言う名の巨人"についた贅肉」と見立て，「贅肉のとれたスリムな状態」で生産活動を行うことを目指す生産方式として構築．
✓ 「贅肉のとれた」の意である英単語の lean（リーン）を用いてリーン生産方式と命名．

BOX 25　参考）保健医療 2035

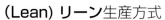

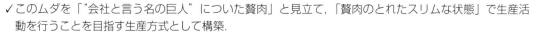

・また，世界各国で急速に広がっている「賢い選択（Choosin Wisely）」の取り組み[17]，すなわち，検査や治療の選択において必要性を的確に吟味し，無駄を控えるように推奨するなどの専門医学会等による自律的な取組みを進める．

BOX 26
これまでの価値 (Value) のコンセプト

$$\text{Value} = \frac{\text{outcome}}{\text{side effect} \times \text{cost}}$$

Tokuda Y, Current Status of Choosing Wisely in Japan, General Medicine, 2015, Volume 16, Issue 1, Pages 3-4

BOX 27
Planetary Health 時代の価値 (Value) のコンセプト

$$\text{Value} = \frac{\text{outcome}}{\text{side effect} \times \text{cost} \times \text{Environment impact}}$$

新たな価値（value）を意識した "Choosing Wisely" が求められる

Frances Mortimer, etal. Future Healthc J Jun 2018, 5 (2) 88-93

ジェネラリスト×気候変動

　こういった考えからカイ書林のみなさまのご協力のもと，2022年3月にさきほどの論文でご紹介した国立環境研究所の南齋先生をゲストスピーカーとしてお呼びして，ジェネラリスト×気候変動と題してジェネラリスト教育コンソーシアムを開催しました．こちらは7月に書籍化されております (Box 28)．

みどりのドクターズ

　また，気候変動についてアクションを起こす有志の医療従事者の集まりとして「みどりのドクターズ」という組織も立ち上げました (Box 29)．現在，ホームページやSNSでの情報提供，学会企画や各種勉強会の開催などを一緒に開催しております．またこの秋には，このメンバーを中心に日本プライマリ・ケア連合学会に「プラネタリーヘルスワーキンググループ」も発足しました．もし本日のような講演や勉強会をご希望でございましたらぜひこちらのアドレスにまでご連絡いただけますと幸いです．

医学教育モデル・コア・カリキュラム（令和4年度改訂版）（案）

　最後に話題提供でございますが，来年度改訂される医学教育モデル・コア・カリキュラムの中に「気候変動と医療」という項目が加わり，次世代に教育できるよう知識を増やしていく必要性が出てきます (Box 30)．

2022年G7保健大臣会合

　また，今年開催されたG7の保健大臣会合の中の柱として，気候変動と健康についての話題がありました (Box 31)．これまでわが国では議論が進んでこなかった話題ではありますが，来年度のG7は広島での開催となるため，日本全体で医療と気候変動についての議論を加速していかなければならない時期に来ているということも押さえていただきたいと思います．

　本日はプラネタリーヘルスの話を中心に，Choosing Wiselyとの関連までの話をさせていただきました．普段の臨床とは異なる視点のお話で，理解しにくい点もあったかと思いますが，この度はご清聴いただき誠にありがとうございました．ご意見・ご質問は ykaji@iuhw.ac.jp　までお願いします．

BOX 28 ジェネラリスト×気候変動

ジェネラリスト教育コンソーシアム　consortium vol.17

ジェネラリスト×気候変動（2022 年 7 月カイ書林）

編集：梶　有貴・長崎一哉

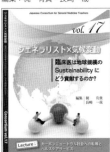

- ・カーボンニュートラル社会への転換とヘルスケアサービス　南齋 規介
- ・気候変動とプライマリ・ケア　大浦 誠
- ・医療保健分野での気候変動対策 ―国際的な動向―　長谷川 敬洋
- ・気候変動と感染症（ベクター媒介性疾患）石岡 春彦
- ・地球温暖化と熱中症：医師に求められる役割　山下 駿
- ・慢性腎臓病における環境問題　永井 恵
- ・切迫する地球規模の気候変動とChoosing Wisely キャンペーンの役割　小泉 俊三
- ・気候変動と健康格差　西岡 大輔
- ・医学教育と気候変動　〜医学教育の中に気候変動を組み込むには〜 梶 有貴

BOX 29 みどりのドクターズ

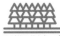
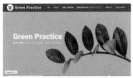
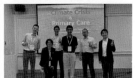

ホームページ
https://greenpractice-jp.studio.site/

学会企画や各種勉強会
仲間たちと楽しく行っております！

２０２２年秋，JPCA ワーキンググループ「プラネタリーヘルスワーキンググループ」も発足！

greenpracticejp@gmail.com までご連絡をお待ちしております.

BOX 30 医学教育モデル・コア・カリキュラム
　　　　（令和 4 年度改訂版）（案）

S0-04-02: ジェンダーと医療
- ・ S0-04-02-01 女性や LGBTQ に対する差別等のジェンダー不平等をなくすために積極的な行動をとることができる。

S0-04-03: 気候変動と医療
- ・ S0-04-03-01 気候変動と医療との関係性を理解し，患者が抱える健康に関する課題と気候変動との関係を想像できる。
- ・ S0-04-03-02 自然災害（新興感染症を含む）が起きた際に必要とされる医師の役割を理解している。

S0-04-04: 哲学・倫理と医療
- ・ S0-04-04-01 現代思想・哲学の語彙の概要を理解している。
- ・ S0-04-04-02 診療現場における倫理的問題について，倫理学の考え方に依拠し，分析した上で，自身の考えを述べることができる。

S0-04-05: 歴史と医学・医療
- ・ S0-04-05-01 医学・医療の歴史的変遷を踏まえ現代の医学的問題を相対化できる。

S0-04-06: 医療経済
- ・ S0-04-06-01 経済が医療に与える影響について理解している。

https://public-comment.e-gov.go.jp/servlet/PcmFileDownload?seqNo=0000238720 より

BOX 31　2022 年 G7 保健大臣会合

2022G7保健大臣宣言

概要

☐ **2022年のCOVID-19パンデミックを克服するために**
- ・ 将来のパンデミックの予防と準備を支援するためには，WHOの持続的で信頼できる資金調達，そして国際協力と政治的コミットメントが不可欠である。
- ・ WHO世界予防接種戦略と，2022年末までに世界の予防接種率を70%にする目標を引き続き支持。

☐ **新たな変異株とさらなる流行への備え（パンデミックへの備え）に関するG7合意**
- ・ パンデミック対策のための協力の一環として，我々は，統合的，相互運用可能かつ学際的なサーベイランスを実施。分野横断的なサーベイランス能力の開発を強化し，支援することにコミット。
- ・ 人獣共通感染症の国際専門家パネルの作業による，ワンヘルスの共通定義を持つことを歓迎。
- ・ 我々は，国際的に懸念される潜在的な感染症や健康上の緊急事態を調査するため，国際的な専門家による，時宜を得た，透明で独立した，WHO主導の調査に協力することにコミット。

☐ **薬剤耐性という「サイレント・パンデミック」に立ち向かうために**
- ・ 我々は，AMRを共通の責任と認識し，AMRに対処するための活動を強化し，さらなる緊急かつ具体的な行動を取ることにコミット。
- ・ 「WHOの世界の薬剤耐性・使用状況調査システム（GLASS）」への貢献と協力を継続することを約束。
- ・ 新しい抗菌薬だけでなく，既存のものについても持続可能な市場を確保することが不可欠であることを認識。したがって，国内市場と保健システムにおける適切な措置を検討することにコミット。

☐ **気候変動と健康 ～気候変動に強く，持続可能で，気候変動に中立な保健システム～**
- ・ 我々は，健康を守るために気候変動と闘うことが重要であることを認識。
- ・ 世界中の保健医療システムがより環境的に持続可能で，気候変動やパンデミックなどの脅威に対してより備え，より強靱になる必要性を認識。
- ・ 我々は，社会人口統計学，気候，環境，動物と人間の健康に関するデータ，早期警報システム，予見モデリング，リスク評価を統合し，気候の影響を受けやすい健康リスクや疾病の発生を早期に発見，対応できるような健康システム及びサーベイランスシステムの構築をめざす。
- ・ 我々は，気候及び環境衛生の影響に関するG7公衆衛生機関の連携を促進する。また，「世界国立公衆衛生機関協会（IANPHI）」の「健康と気候変動に関する行動のためのロードマップ」を支持。

厚生労働省 HP より
https://www.mhlw.go.jp/stf/newpage_25829.html

特別論文

在宅要介護高齢者の3年間の要介護度の変化と利用サービスとの関係

筒井 孝子 [1]，熊 岡 穣 [2]，香取 幹 [3]
[1] Takako Tsutsui （Doctor of Medical Science, Doctor of Engineering）,

[1] 兵庫県立大学大学院社会科学研究科教授
〒651-2197 兵庫県神戸市西区学園西町 8-2-1
email：takako@tsutsui.vianet.jp
[2] 富山大学附属病院地域医療総合支援講座
[3] 株式会社やさしい手代表取締役社長

要旨

　本研究では，住み慣れた地域で3年間，介護サービスを利用しながら，生活を継続していた要介護高齢者に着目し，彼らが利用していたサービス（サービスの組み合わせ）と要介護状態の変化との関係を分析した．要介護度の変化としては，改善及び悪化に着目し，悪化群と改善群に特徴的なサービス（サービスの組み合わせ）モデルについて検討した．

　分析には，2015年6月以降に利用を開始し，2018年6月までに利用を終了した居宅の介護サービス利用者12,003名のうち，6か月以上継続して，介護サービスを利用していた要介護1-4の利用者8,029名を対象とし，利用期間によって，短期利用群，長期利用群の2群に分けた．この2群別に，AIの一分野として，1980年代から研究されてきたベイジアンネットワークを用い，要介護度の変動と利用サービスの関係を示すモデルを作成した．

　研究の結果，要介護度の改善に資するサービスや，悪化と関連するサービスが示された．さらに，利用期間の長さによって，同一の利用サービスであっても，要介護の変動への影響が異なることが明らかにされた．ただし，本分析には，利用者の年齢，傷病の有無，手段的日常生活活動作項目などの基本情報，医療サービスの種類や量，環境因子などの情報は反映されていない．このため，今後の課題としては，因果を説明できる要素を含めた分析をさらに行い，これを踏まえたモデルの構築を検討すべきと考えられた．

Highlight

The relationship between changes in care level needs and home care service use during a period of three years for Japanese elderly requiring in-home long-term care.

The authors, spotlighting Japanese elderly people who have continued to age in place for three years using home care services, researched the relationship between home care services (combination of services) and changes in the care needs level. As for changes in the care needs level, the authors focused on "improvement" and "deterioration", studying the model of the characteristic service (combination of services) for the group of improvement and that of deterioration.

　Among the 12,003 people who had begun to use the services after June, 2015, and terminated use by June, 2018, they conducted the research on 8,029 people of care needs level from 1 to 4 who had continued to use home care services for more than 6 months, categorizing them into two groups according to the period of use, the group of short time use and that of long time use.

For both groups, the authors produced models showing the relationship between changes in the care needs level and home care service use by means of Bayesian network which has been studied from 1980s as a field of AI.

As a result, the authors showed the services which promote the improvement of the care needs level and the services which relate to deterioration. Moreover, the research revealed that even the same service use can bring about the different influences to changes in the care needs level.

This research, however, didn't show either the basic information such as age of users, presence or absence of diseases, instrumental activities of daily living, and so on, or other information such as kinds or volume of medical services, environmental elements, etc.

In conclusion the authors considered that issues in the future prompt them to analyze elements that may explain cause and effect, leading them to construct the model which will be based on the discussion.

Keywords

在宅生活 (life-in-home), 要介護度の変化 (changes in the care needs level), 介護サービス (nursing care service), ベイジアンネットワーク (Bayesian network)

1. はじめに

少子高齢化の進展により，2022年2月末現在での要介護（要支援）認定者数は，689万人となり，2000年4月に218万人だった認定者数の約3倍となった．これに伴い，制度発足時は4兆円程度であった費用は，2022年の予算案には，総費用ベースで13.3兆円と示された．この費用額の増大に伴い，第1期（2000-2002年）の全国平均の月額介護保険料2,911円は，第8期（2021-2023年）には，6,014円となり，高齢者自身の負担も増大してきた[1]．

今後，介護保険制度の持続性を高めるために，さらなる介護保険料の引き上げ，納付開始年齢の引き下げ，利用者負担額2〜3割の対象者拡大などの実施が予想されているが，さらなる方策として，高齢期における要介護状態になるまでの期間を長くすること，あるいは，要介護状態になっても，その状態を悪化させないことを目指す介護予防施策が強化され，介護サービスの給付の抑制がなされてきた．

また，要介護度が改善，維持，あるいは悪化したとしても，できる限り，在宅で生活を継続するための医療や介護ならびに生活支援に関わるサービスを適切に提供できるシステムとして，地域包括ケアシステムの整備が2006年から始まり，徐々に整備されてきたところである．

先行研究からは，要介護度の変化は要介護高齢者の現疾患やADL（日常生活動作），認知症の程度，サービスの利用状況等，多様な要因と関連すること等が報告されてきた[2][3][4]．また，状態の維持や改善につながる可能性がある介護サービスや，これを組み合わせた具体的なケアプランを検討する試みもなされている．

例えば，ケアプランの作成に関しては，「結果に至る理由（判断根拠）がわかる説明可能なAI（ホワイトボックス型AI）」を活用した「ホワイトボックス型AIを活用したケアプランの社会実装に係る調査研究」も行われている[5]．この取り組みでは，ケアプラン作成が要介護者の「生活の将来予測」に基づくことが求められている[6]．

だが，その実態は，AI利用の有無に関わらず，当該高齢者の状態に基づき，将来設計にあったケアプラン，利用すべき介護サービスの組み合わせを，どう設定すべきかとの問いに対する解を得ようとした試みである．要介護状態になっても在宅生活の継続を望む高齢者は多いことからも，こういった在宅での適切な介護サービスの組み合わせを求める試みは，今後も進められていくものと考

えられる．しかし，介護サービスの効果に関しては，要介護高齢者の多様な状態像や，家族，居住環境等，多くの要因があることから，利用するサービスの適切さをどのように評価すべきかについての結論は未だ示されていない．

本研究では，住み慣れた地域で3年間，介護サービスを利用しながら，生活を継続していた要介護高齢者に着目し，彼らが利用していたサービス（サービスの組み合わせ）と要介護状態の変化との関係を分析した．

この要介護度の変化としては，改善及び悪化に着目し，悪化群と改善群に特徴的なサービス(サービスの組み合わせ)について検討した．

表1　利用サービスと分類

サービス名	分類
訪問介護	訪問介護
訪問リハビリテーション	
予防訪問介護	
予防訪問リハビリテーション	
夜間対応型訪問介護	
定期巡回・随時対応型訪問介護看護	
訪問型サービス（みなし）	
訪問型サービス（独自）	
訪問型サービス（独自／定率）	
通所介護	通所介護
通所リハビリテーション	
予防通所介護	
予防通所リハビリテーション	
認知症対応型通所介護	
地域密着型通所介護	
通所型サービス（みなし）	
通所型サービス（独自）	
通所型サービス（独自／定率）	
訪問看護	訪問看護
予防訪問看護	
福祉用具貸与	福祉用具
予防福祉用具貸与	
訪問入浴介護	訪問入浴
予防訪問入浴介護	
短期入所生活介護	短期入所
短期入所療養介護(老健)	
短期入所療養介護（介護療養型）	
予防短期入所生活介護	
予防短期入所療養介護(老健)	
特定施設入居者生活介護（短期）	
認知症対応型共同生活介護（短期）	
小規模多機能型居宅介護（短期）	複合
小規模多機能型居宅介護	
複合型サービス（看護小規模多機能型居宅介護）	
複合型サービス（看護小規模多機能型居宅介護短期）	

なお，本分析においては，AIの一分野として，1980年代から研究されてきたベイジアンネットワークを用いた．この手法は，様々な事象間の確率的な依存関係をグラフ構造で表現するモデリング手法の一つで，変数間の網羅的な学習により，モデル構築・推論を可能とする[7)8)9)10)11)]ことが特徴である．

また，複数の事象間の定性的な依存関係を条件付確率で表す確率推論のモデルを示すことから，蓄積された情報を基に，複雑に交絡した項目間の因果関係の発生確率を定量的に表すことが可能となると考えられている．

2．研究の対象と方法
2-1. 対象

本研究では，2015年6月以降に利用を開始し，2018年6月までに利用を終了した居宅の介護サービス利用者12,003名のうち，6か月以上継続して，介護サービスを利用していた要介護1-4の利用者8,029名を対象とし，開始時の要介護度，利用終了時の要介護度，利用サービスのデータを収集した．

なお，利用していた介護サービスは，表1に示したように「訪問介護」，「通所介護」，「訪問看護」，「福祉用具」，「訪問入浴」，「短期入所」，「複合」の7つのカテゴリーに分類して分析した．

2-2. 分析方法
2-2-1. 短期利用群と長期利用群

介護サービスの利用期間の12か月目に利用者数に変化が示された（図1）．また，12か月目は，介護サービスの更新等の期限と重なることから，本分析においては，居宅でのサービスの利用期間が短期（6 - 11か月）の利用者（以下，短期利用群と略す）2,222名と長期（12か月以上）の利用者（以下，長期利用群と略す）5,807名との2群に分類した．

この検討にはIBM SPSS Statics27を用いたカイ二乗検定等を実施した．

2-2-2. ベイジアンネットワークの構築

　利用期間（短期，長期）別のベイジアンネットワークを構築した．学習データからベイジアンネットワークを構築する構造学習を行う探索アルゴリズムは Gready Search を利用し，モデル構築の評価基準として AIC を採用し，構造学習の途中でクロス集計法の値が 0.01 以下になった場合に探索を終了した．

　各利用期間のデータの 80％を学習データ，20％を検証データとした．学習データから構築したネットワークモデルの探索を行った．ベイジアンネットワークは，親ノードと子ノードが設定されることから，因果関係を説明しているようなモデル化が行われるが，必ずしも因果関係の構成要素でなく，実際には相関関係の説明である[*1]．

　ベイジアンネットワークのモデル構築および確率推論には BayoLink 7.0 を用いた．

2-3. 倫理的配慮

　本研究は兵庫県立大学大学院社会科学研究科研究倫理委員会による審査・承認を得て行った（2022-0011）．

　また，本研究の調査の協力者には，研究の目的や倫理的配慮等を説明文書にて明示して説明し，同意文書に署名を得られた場合にのみ分析がなされている．

▮ 3．結果

3-1. サービスの利用期間と利用状況

　対象者の各サービスの利用期間と利用状況を表2に示した．この結果から，複合型を除く「訪問介護」，「通所介護」，「訪問看護」，「福祉用具」，「訪問入浴」，「短期入所」で短期利用群では，「利用なし」が有意に少なく，長期利用群では，「利用あり」が有意に多かった．

　利用期間と利用したサービスの種類数を分析した結果，短期利用群では，1〜2種類のサービス利用者が有意に多く，長期利用群では，3〜6種類のサービス利用者が有意に多かった．

　また，利用期間と利用開始時の要介護度は，短期利用群では，サービス利用開始時は要介護度1

が多く，長期利用群では，要介護度3〜4が有意に多かった（**表4**）．

　利用期間とサービス利用終了時の要介護度の変化との関係は，短期利用群のサービス利用終了時の要介護度は，不変群が改善，悪化群より有意に多かった．

　一方，長期利用群では，改善群と悪化群が不変群よりも有意に多かった．

3-2. ベイジアンネットワークによる短期利用群と長期利用群別要介護の変化の検討

3-2-1　短期利用群における利用サービスと開始要介護及び終了時要介護度との関係

3-2-1-1　改善群

　「開始時要介護度」との関係が示されたのは，「短期入所」，「訪問看護」，「福祉用具」であった．また，この「短期入所」は，「複合」「通所介護」，「訪問介護」との関連性も示された．さらに，「開始時要介護度」は，「訪問看護」との関連性があり，「訪問看護」は，「通所介護」，「福祉用具」，「訪問介護」との関連性も示された．

　一方，終了時要介護度と関連性が示されていたのは，「福祉用具」，「訪問介護」であった（図2）．

[*1] 離散確率分布の近似モデルであり，ベイズ統計を基調としている．様々な事象間の因果関係（厳密には確率的な依存関係）をグラフ構造で表現する．

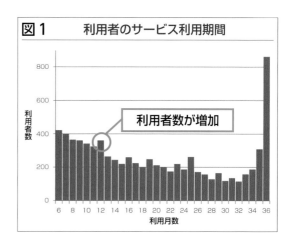

図1　利用者のサービス利用期間

136

表2　各サービスの利用期間と利用状況のクロス表

			利用あり	利用なし	合計
福祉用具	短期利用群	頻度	*1526*	**696**	2222
		カテゴリ別の%	68.7%	31.3%	100.0%
	長期利用群	頻度	**4511**	*1296*	5807
		カテゴリ別の%	77.7%	22.3%	100.0%
訪問入浴	短期利用群	頻度	*87*	**2135**	2222
		カテゴリ別の%	3.9%	96.1%	100.0%
	長期利用群	頻度	**313**	*5494*	5807
		カテゴリ別の%	5.4%	94.6%	100.0%
通所介護	短期利用群	頻度	*1314*	**908**	2222
		カテゴリ別の%	59.1%	40.9%	100.0%
	長期利用群	頻度	**4324**	*1483*	5807
		カテゴリ別の%	74.5%	25.5%	100.0%
訪問介護	短期利用群	頻度	*1376*	**846**	2222
		カテゴリ別の%	61.9%	38.1%	100.0%
	長期利用群	頻度	**3781**	*2026*	5807
		カテゴリ別の%	65.1%	34.9%	100.0%
訪問看護	短期利用群	頻度	*777*	**1445**	2222
		カテゴリ別の%	35.0%	65.0%	100.0%
	長期利用群	頻度	**2510**	*3297*	5807
		カテゴリ別の%	43.2%	56.8%	100.0%
短期入所	短期利用群	頻度	*340*	**1882**	2222
		カテゴリ別の%	15.3%	84.7%	100.0%
	長期利用群	頻度	**1466**	*4341*	5807
		カテゴリ別の%	25.2%	74.8%	100.0%
複合	短期利用群	頻度	11	2211	2222
		カテゴリ別の%	0.5%	99.5%	100.0%
	長期利用群	頻度	25	5782	5807
		カテゴリ別の%	0.4%	99.6%	100.0%

太字はカイ2乗検定および残差分析で統計的に優位に高い頻度を示したもの．*イタリック*は統計的に優位に低い頻度を示したもの．

表3　利用期間と利用したサービス数のクロス表

			1種類	2種類	3種類	4種類	5種類	6種類	合計
サービス利用数	短期利用群	頻度	**447**	**756**	*671*	*285*	*59*	*4*	2222
		カテゴリ別の%	20.1%	34.0%	30.2%	12.8%	2.7%	0.2%	100.0%
	長期利用群	頻度	*586*	*1445*	**2068**	**1329**	**340**	**39**	5807
		カテゴリ別の%	10.1%	24.9%	35.6%	22.9%	5.9%	0.7%	100.0%

太字はカイ2乗検定および残差分析で統計的に優位に高い頻度を示したもの．*イタリック*は統計的に優位に低い頻度を示したもの．

表4　利用期間と利用開始時の要介護度のクロス表

			要介護1	要介護2	要介護3	要介護4	合計
終了時要介護改善度	短期利用群	頻度	**1012**	664	*302*	*244*	2222
		カテゴリ別の%	45.5%	29.9%	13.6%	11.0%	100.0%
	長期利用群	頻度	*2139*	1764	**1045**	**859**	5807
		カテゴリ別の%	36.8%	30.4%	18.0%	14.8%	100.0%

太字はカイ2乗検定および残差分析で統計的に優位に高い頻度を示したもの．*イタリック*は統計的に優位に低い頻度を示したもの．

表5　利用期間と利用終了時の要介護度の改善状況のクロス表

			改善	不変	悪化	合計
終了時要介護改善度	短期利用群	頻度	*177*	**1595**	*450*	2222
		カテゴリ別の%	8.0%	71.8%	20.3%	100.0%
	長期利用群	頻度	**617**	*2970*	**2220**	5807
		カテゴリ別の%	10.6%	51.1%	38.2%	100.0%

太字はカイ2乗検定および残差分析で統計的に優位に高い頻度を示したもの．*イタリック*は統計的に優位に低い頻度を示したもの．

3-2-1-2　不変群

「開始時要介護度」との関係が示されていたのは,「訪問看護」と「短期入所」であった.終了時要介護度とは,「訪問看護」,「福祉用具」,「通所介護」であった（**図2**）.なお,「訪問看護」は開始時要介護度との関連性も示されていた.

3-2-1-3　悪化群

悪化群で,「開始時要介護度」との関係が示されていたのは,「訪問看護」,「福祉用具」,「短期入所」であった.終了時要介護度との関係が示されたのは,「短期入所」,「訪問看護」,「福祉用具」,「通所介護」であった（**図2**）.このうち,「短期入所」,「訪問看護」,「福祉用具」は開始時と終了時の要介護といずれも関連が示されていた.

3-2-2　長期利用群における利用サービスと開始要介護及び終了時要介護度との関係

3-2-2-1　改善群

改善群で「開始要介護度」との関係が示されたのは,「訪問入浴」,「福祉用具」,「短期入所」であった.このうち,「短期入所」は,「通所介護」,「福祉用具」からの影響を受け,また,「福祉用具」は,「通所介護」,「訪問入浴」,「訪問介護」の関連性が示されていた.さらに「訪問介護」,「福祉用具」は「終了時要介護度」との関連性が示されていた.「終了時要介護度」とは,「福祉用具」,「短期入所」,「訪問介護」との関連性が示されていた（**図3**）.

3-2-2-2　不変群

不変群で「開始要介護度」との関係が示されたのは,「訪問入浴」,「福祉用具」,「短期入所」であった.このうち,「福祉用具」は,「通所介護」,「訪問入浴」,「訪問介護」,「訪問看護」への関連性が示されていた.「短期入所」は,「通所介護」,「福祉用具」,「開始時要介護」からの影響を受け,「終了時要介護度」と「訪問介護」への影響を示していた.

「終了時要介護度」とは,「短期入所」,「訪問看護」,「福祉用具」との関連が示されていた（**図3**）.

3-2-2-3　悪化群

悪化群で,「開始時要介護度」との関係が示されていたのは,「訪問入浴」,「福祉用具」,「短期入所」であった.終了時要介護度との関係が示されたのは,「短期入所」,「訪問看護」,「福祉用具」,「訪問介護」であった.このうち,「短期入所」,「福祉用具」は開始時と終了時の要介護といずれも関連が示されていた（**図3**）.

3-2-3　短期利用群と長期利用群における要介護の変動別（改善,維持,悪化モデル）の利用サービスの比較

図2,3に示されたように,短期利用群における改善群と維持群の終了時要介護度に係るサービスの違いは,改善群が訪問介護,福祉用具だけであるのに対し,維持群では,福祉用具に加えて,訪問介護ではなく訪問看護,通所介護が追加されていた.悪化群では,さらに短期入所か追加されていた.

一方,長期利用群では,改善群と維持群の終了時要介護度に係るサービスの違いとして,改善群が訪問介護,福祉用具,短期入所であったのに対し,維持群では,訪問介護が訪問看護と変わっていた.悪化群では,この維持群のサービスに,訪問介護が追加される構造となっていた.

また,短期利用群と長期利用群のモデルにおいて,改善群の違いは,短期利用では,訪問介護と福祉用具だけであったが,長期利用では,これに短期入所が追加されていた.維持群においては,訪問看護,福祉用具,通所介護であったが,長期利用では,通所介護が短期入所に変わっていた.悪化群では,短期利用は,訪問看護,福祉用具,短期入所,通所が示されたが,長期利用者では,通所ではなく,訪問介護となっていた.

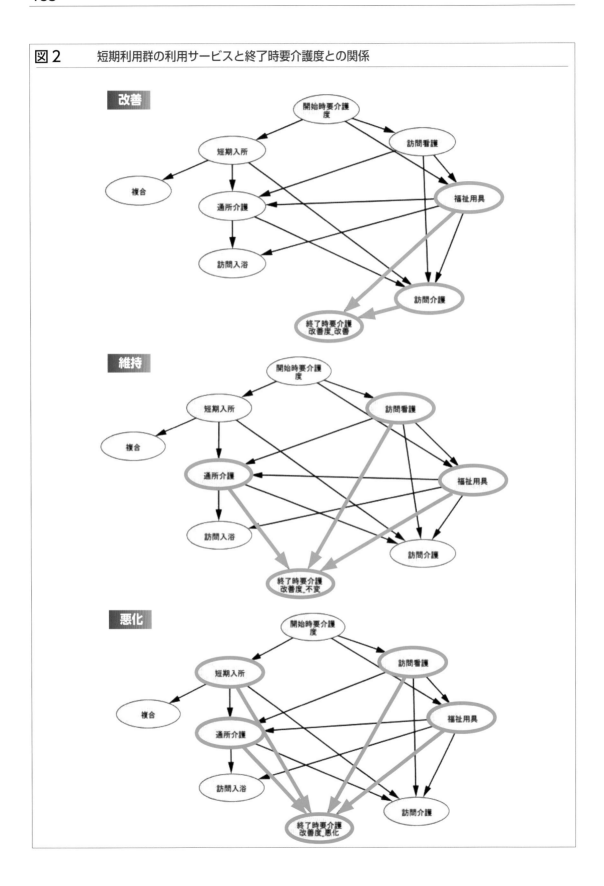

図2　短期利用群の利用サービスと終了時要介護度との関係

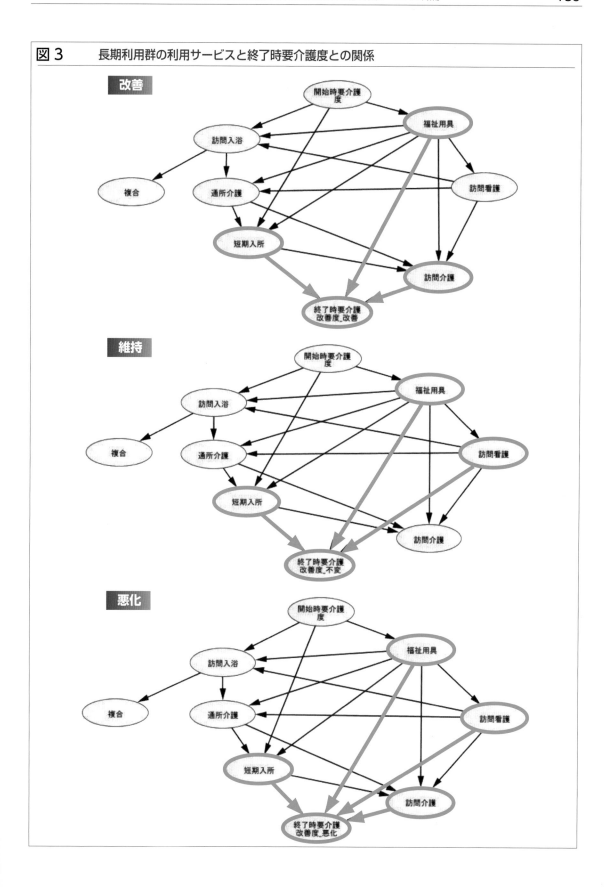

図3　長期利用群の利用サービスと終了時要介護度との関係

3-3 利用期間別の終了時の要介護度を予測するモデルの構築

3-3-1 利用期間別の終了時要介護度改善の正答率

検証データで当該モデルを利用し，利用介護サービスから，終了時要介護度の改善度の予測正答率は，短期利用群で 0.662，長期利用群で 0.543（**表6**）であった．

3-3-2 利用期間別の終了時要介護度の予測精度

利用期間別の予測精度は，短期利用群の適合率（0.666）も，再現率（0.990）も「不変」が高かった．長期利用群も適合率（0.556），再現率（0.695）と共に「不変」が高かった．「悪化」も適合率（0.523），再現率（0.517）と示され，5割以上で終了時の要介護が予測できることがわかった（**表7**）．

3-3-3 短期利用群の終了時要介護度の予測モデルと条件付き確率表

短期利用群の介護サービス利用状況から，それぞれの終了時要介護度改善，不変，悪化を予測するベイジアンネットワークモデルを一部，修正し，要介護の改善に係る予測モデルを完成させた（**図2**）．

図4に示したように短期利用群で要介護度の悪化と関係がある利用サービスとして示されたのは，「訪問看護：利用あり」（条件付き確率 0.2419，比率 1.2381）[*2]，「福祉用具：利用あり」（条件付き確率 0.2250，比率 1.1518），「短期入所：利用あり」（条件付き確率 0.2019，比率 1.0337），「通所介護：利用あり」（条件付き確率 0.2008，比率 1.0280）であった（**表8**）．

表6 利用期間別正答率

	短期利用群			長期利用群		
	データ数	正解数	正答率	データ数	正解数	正答率
終了時要介護改善度	444	294	0.662	1162	631	0.543

表7 利用期間別の予測精度

		短期利用群			長期利用群		
		データ数	適合率	再現率	データ数	適合率	再現率
終了時要介護改善度	改善	40	0	0	135	0	0
	不変	296	0.666	0.990	563	0.556	0.695
	悪化	108	0.250	0.009	464	0.523	0.517

図4 短期利用群における終了時要介護度の改善を予測するモデル

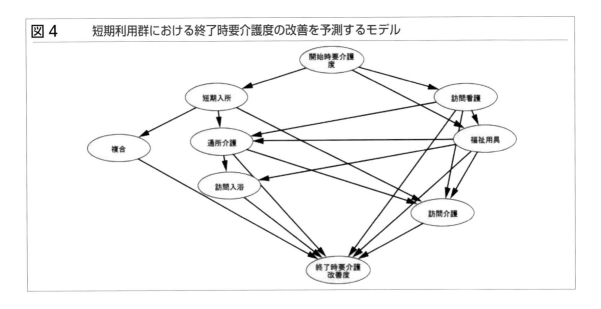

3-3-4　長期利用群の終了時要介護度の予測モデルと条件付き確率表

長期利用群の介護サービス利用状況から，それぞれの終了時要介護度改善，不変，悪化を予測するベイジアンネットワークモデルを一部，修正し，要介護度の推移を予測するモデルを完成させた（図3）．

また，長期利用群の各種の利用サービスと終了時要介護度・悪化との関係を示す条件付き確率表を表9に示した．

図3に示された長期利用群と悪化との関係があったのは，「短期入所：利用あり」（条件付き確率0.5014，比率1.3534），「訪問看護：利用あり」（条件付き確率0.4331，比率1.1690），「福祉用具：利用あり」（条件付き確率0.4032，比率1.0882，「訪問介護：利用あり」（条件付き確率0.3985，比率1.0755））であった（表9）．

短期利用群，長期利用群とも「短期入所：利用あり」で，利用終了時の要介護度・悪化群の条件付き確率が増加していた．

---

*2 事前確率とは終了時要介護度が悪化した利用者の割合であり，条件付確率とはこの場合，「訪問看護」を利用した場合に終了時要介護度が悪化した利用者の割合．比率が1以上の場合，悪化がより起こりやすくなる．

表8　短期利用群の各種サービスの利用と終了時要介護度・悪化との関係

事前確率	福祉用具	訪問入浴	通所介護	訪問介護	訪問看護	短期入所	複合	条件付き確率	比率
0.1953							利用あり	0.3599	1.8425
		利用あり						0.3312	1.6958
					利用あり			0.2419	1.2381
	利用あり							0.2250	1.1518
				利用あり				0.2098	1.0742
						利用あり		0.2019	1.0337
			利用あり					0.2008	1.0280
						利用なし		0.1944	0.9953
							利用なし	0.1943	0.9948
		利用なし						0.1890	0.9676
			利用なし					0.1820	0.9318
				利用なし				0.1777	0.9099
					利用なし			0.1751	0.8965
	利用なし							0.1330	0.6810

表9　長期利用群における各種サービスの利用と終了時要介護度・悪化との関係

事前確率	福祉用具	訪問入浴	通所介護	訪問介護	訪問看護	短期入所	複合	条件付き確率	比率
0.3705						利用あり		0.5014	1.3534
					利用あり			0.4331	1.1690
						利用あり		0.4258	1.1493
		利用あり						0.4123	1.1129
	利用あり							0.4032	1.0882
				利用あり				0.3985	1.0755
			利用なし					0.3775	1.0189
							利用なし	0.3702	0.9993
		利用なし						0.3683	0.9940
			利用あり					0.3682	0.9938
					利用なし			0.3362	0.9074
				利用なし				0.3325	0.8975
						利用なし		0.3261	0.8802
	利用なし							0.2819	0.7610

3-4. 利用開始時が要介護度1の終了時の要介護度が悪化した群の条件付き確率

　短期利用群，長期利用群とも開始要介護度1の者は，「福祉用具：利用あり」，「訪問看護：利用あり」で悪化群の条件付確率が高くなっていた．

4．考察

4-1　利用期間毎に異なる要介護の変動と関係するサービス

　本研究で用いたデータからは，短期利用群では，要介護度が不変の割合が高かった．また，悪化割合は長期利用群よりも低かった．これまでにも要介護度は，年単位の長期にわたって変化する[12]とする言説があった．だが，現実は，要介護度の

認定有効期間が介護保険制度発足時の半年から，2年半へと延長されたことにより，短期での変化を追跡することが困難となっていることからに，実際の要介護の変動が正確に反映されなくなっていると推察される．

　しかし，本研究で用いたデータは，在宅での介護サービスを提供している事業所から入手した，実際の状態像を反映したデータである．このことからは，自治体が管理する要介護認定データベースから入手したデータと比較すると，より現状を反映している．

　また，在宅の要介護高齢者における状態と利用した介護サービスについて，ベイジアンネットワークを用いて分析した結果は，これまでほとん

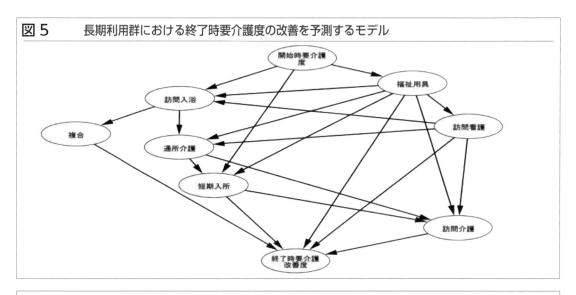

図5　長期利用群における終了時要介護度の改善を予測するモデル

表10　開始時・要介護度1利用者の福祉用具利用との関係を示す条件付き確率表

	短期利用群		長期利用群	
	利用者	条件付き確率	利用者	条件付き確率
全体	1,012	0.1688	2,139	0.3179
福祉用具利用あり	549	0.1977	1,347	0.3507

表11　開始時・要介護度1利用者の訪問看護利用との関係を示す条件付き確率表

	短期利用群		長期利用群	
	利用者	条件付き確率	利用者	条件付き確率
全体	1,012	0.1688	2,139	0.3179
訪問看護利用あり	315	0.1785	782	0.3293

ど示されておらず，先駆的な内容といえる．

　今回は，利用期間を長期と短期と分け，介護サービス利用の関係性を可視化した．この結果，短期利用群，長期利用群に関わらず「短期入所：利用あり」群では，利用終了時の要介護度・悪化群の条件付き確率は増加していたが，．

　これは加藤らが要介護度・維持改善群と比較し，悪化群ではレスパイトケアサービスの利用者が有意に多かったとする報告[13]と同様の結果ともいえる．また，短期入所の利用は，要介護者と家族との関係によって，家族の休養を目的とした利用がなされる傾向があるとされ，これが影響していると考えられる．

　短期利用群，長期利用群とも福祉用具は，「福祉用具：利用なし」で条件付き確率を大幅に低下させていた．福祉用具を使っていない要介護高齢者が要介護度の悪化率が低かったことを示していた．逆に，「福祉用具：利用あり」では，条件付き確率が高くなっていた．

　これは，松田らが 2014 年に実施した要介護１と認定された在宅の対象者 11,658 名を 2017 年まで追跡調査を行い，福祉機器の利用者で要介護度が悪化していると示された結果とは異なる．このような解釈がされたのは，福祉用具の利用が状態悪化の要因となるというよりは，筒井がすでに発表しているように悪化した要介護者が福祉用具を使うという現実を示しているに過ぎず，因果関係を想定した解釈には，一定の慎重さが求められることを示している[14]．

　また，同様に，訪問看護は，先の松田らの研究結果で訪問看護は悪化に予防的であったとの結果とは異なり，要介護度・悪化群の条件付き確率は増加し，悪化群が利用していた．これも，福祉用具の利用と同様と考えられ，悪化群が在宅での生活を維持するために訪問看護を利用する傾向があると考える方が妥当であろう．以上のように要介護者の状態と介護サービスの利用については，従来の相関関係を因果関係とする誤った解釈がなされることがあり，注意が必要である．

　さらに，利用期間の長さによって，サービスと要介護の変動には異なる傾向が示されていた．「通所介護：利用なし」群は短期利用群で条件付き確率を低下させていたが，長期利用群では逆の傾向が示されていた．これは，サービスの利用は，利用期間によっても，要介護の悪化に影響を与えることを示した結果として，重要と考える．すなわち，長期利用群で「福祉用具：利用なし，通所介護：利用なし（利用者 183 名）」は，条件付き確率が 0.6831（比率 0.6831）と大幅に低下しており，同じサービスであっても利用期間により異なることから，利用者の状態の変動に合致した利用がなされていないことを示唆しているとも考えられる．

　すでに，畑下らは通所介護施設利用者の内，低栄養状態にある者が 18.9%，At risk の状態の者が 20.8% と合わせて全体の 39.6% の割合を占めていること，低栄養状態の高齢者に高い活動量のサービスを提供することで運動機能や生理機能などが低下させ要介護度の重度化を招く懸念を報告[14]していたが，本研究のサービス利用者においても同様の状況があった可能性もある．

4-2　地域包括ケアシステムにおける在宅での介護サービス提供の適性化

　現在，地域包括ケアシステムにおいては，在宅で生活する要介護者においては，安全で安定した生活の維持が目的とされている．このため，高齢者が要介護認定を受けてから，どのように要介護度を変化させ，どのくらいの期間，在宅で生活を継続させるためには，どのような介護サービスの利用が適正かについては，本研究で示したモデルのように要介護度の推移に関する発生確率の定量化や，これに介護サービスがどのような確率で関係していたかを示すことができる資料が求められる．また，国としての介護保険制度の設計や，自治体（保険者）にとっても介護サービス量の供給量に関わる極めて重要な資料として，必要なものとなると考えるが，依然として，こういった資料は，ほとんど提供されていない．

　本研究では，居宅で生活している要介護高齢者が利用したサービスを短期と長期利用者に分けて分析した．ただし，利用者の年齢，傷病の有無，手段的日常生活動作項目などの基本情報，医療

サービスの種類や量，環境因子などの情報は，分析に反映されていない．

このため今後の課題としては，因果を説明できる要素を含めた分析をすべきであり，これを踏まえたモデルの妥当性を評価すべきと考えられる．

■ 参考文献（引用文献を含む）

1) 厚生労働省・第8期介護保険事業計画期間における介護保険の第1号保険料及びサービス見込み量等について https://www.mhlw.go.jp/stf/newpage_18164.html（2022年8月31日アクセス）

2) 武田俊平 (2004)「介護保険における65歳以上要介護等認定者の2年後の生死と要介護度の変化」『日本公衆衛生雑誌51』，157-167.

3) 金貞任・平岡公一 (2004)「在宅高齢者の心身機能の変化と影響要因の検討」『厚生の指標51』，8-15.

4) 松田晋哉，村松圭司，藤本賢治，峰悠子，高木邦彰，得津慶，大谷誠，藤野善久 (2021)「認定調査データを用いた要介護度の悪化に関連する要因の分析」『日本ヘルスサポート学会年報6』，1-14.

5) 国際社会経済研究所 ホワイトボックス型 AI を活用したケアプランの社会実装に係る調査研究報告書 https://www.i-ise.com/jp/report/pdf/rep_it_202103h.pdf（2022年8月15日アクセス）

6) 厚生労働省・第93回社会保障審議会介護保険部会 資料 2.https://www.mhlw.go.jp/stf/newpage_25625.html（2022年8月15日アクセス）

7) 本村陽一，岩崎弘利 (2006)『ベイジアンネットワーク技術：顧客・ユーザのモデル化と不確実性推論』東京電機大学出版.

8) 吉見将太，黒川悦子，橋本和夫 (2010)「ベイジアンネットワークを用いた生活習慣分析」『情報科学技術フォーラム講演論文集9』，573-576.

9) 宮内義明，西村治彦 (2013)「特定健康診査の枠組みに対応したベイジアンネットワークの構築」『日本感性工学会論文誌12』，455-463.

10) 小嶋 二郎，高野 研一 (2018)「ベイジアンネットワークを用いた人的過誤要因の構造化について」『人間工学54』，24-32.

11) 鈴木哲平，田村菜穂美，榎本尚司，永井亘，小笠原克彦 (2019)「生活習慣の改善意思に影響を与える要因および地域性の可視化—ベイジアンネットワークを用いた自治体の特定健診データ分析—」『医療情報学39』，85-98.

12) 長田斎，原田洋一，畦元智惠子 (2011)「要介護度の経年変化 -- 同一集団における要介護度分布の9年間の変化」『厚生労働統計協会編58』，37-43.

13) Gohei Kato, Nanako Tamiya, Masayo Kashiwagi, Mikiya Sato, Hideto Takahashi (2009)「Relationship between home care service use and changes in the care needs level of Japanese elderly」『BMC Geriatrics 9』.

14) 筒井孝子．「在宅福祉サービスの供給指標開発に関する研究−福祉機器サービスの供給基準の検討−」．『国立医療・病院管理研究所紀要24』．1996.3.

15) 畑下拓樹，田上徹，濱西啓記 (2014)「通所介護施設利用者における栄養状態と運動機能の関連」『理学療法学 Supplement』.

特別論文

人々に Re-skilling を求める社会

筒井 孝子
Takako Tsutsui (Doctor of Medical Science, Doctor of Engineering),

兵庫県立大学大学院社会科学研究科教授
〒 651-2197 兵庫県神戸市西区学園西町 8-2-1
email：takako@tsutsui.vianet.jp

提言

・実効性の高い孤立死，孤独防止施策の実現には，現状把握のためのデータが必須である．

・「生活のスキル」の向上には，現実の社会での生活者としての経験が前提となる．

・「孤立死」や，孤独防止には，生涯を通じた「生活スキル」の学習する場が整備されなければならない．

要旨：

　COVID-19 によるパンデミックは，人々の生活に大きな変化をもたらしただけでなく，自殺や孤立死，家族内の DV，虐待等といった深刻な社会問題を顕在化させた．とくに自殺や孤立死の背景には，加速化する単独世帯の増加があると考えられる．

　本稿では，単独世帯の増加と，これを背景とした「孤立死」や孤独に関する課題について，実証データを基に取り上げる．また日本では，孤独や孤立に関しては，データが不足していたため，実効性のある対応が不十分であったことを述べる．

　しかしながら，これらの課題は，血縁，地縁が希薄化した現代社会の中で必然的に発生したものであり，我々の社会は，これらの解決に際し，社会生活を送るためのスキルを Re-skilling するための新たな社会サービスを必要としていること，これを学校教育だけでなく，生活の場で学習できる環境を構築することが喫緊の課題であることを論じる．

Highlight

"Providing a wide range of social and communication reskill opportunities to the public" has become a mission in society.

The pandemic caused by COVID-19 brought about not only large changes to people's lives but also a serious social problems such as suicide, solitary death, domestic violence and other types of abuse in Japan. The author considers that there are indeed accelerated increases of one-person households in the background of suicide and solitary death. In this paper, the author discusses, based on verified data, about the increase of one-person households, laying out its challenges for solitary death and loneliness. The author discusses there hasn't been any effective response with loneliness and isolation because of lack of data in Japan. However these challenges are hard to overcome for our modern society because the bonds between blood relations or among neighbors have become thin. In order to troubleshoot, a new social service is required for re-skilling to lead to a better social life. The author insists that providing proper environments to learn the skills should not only be in school but also in community.

Keywords

生涯学習（Lifelong learning），成人教育 (Adult education)，リスキリング (Re-skilling)

1. はじめに

　日本は，COVID-19 によるパンデミックの発生当初，感染抑止ができた国のひとつであった．その一方で，経済活動の再開の本格化にあたり，COVID-19 との向き合い方に関する多様な意見を集約できず，社会には，一種の不透明感が漂っている．

　今回のパンデミックは，人々の生活に変化をもたらしただけでなく，自殺や孤立死，家族内のDV，虐待等といった深刻な社会問題を顕在化させた．また，高齢者における地域活動の休止による孤独や健康状態の悪化，壮年者らの経済活動の制約による収入低下，男女間の格差等，すべての世代にわたる社会問題をも噴出させた．

　とりわけ自殺に関しては，2010 (令和 22) 年以降，年約 500 から 3,000 人ずつ減り続けてきたにも関わらず，2020 年は 11 年ぶりに増加に転じ，2021 (令和 3) 年は微減したものの，ほぼ横ばいとなっている．男女別には，男性は 12 年連続で減少したが，女性は 2 年続けて増加している．年齢別にみると，小中高生は 20 年に過去最多の 499 人に達してから，高止まりが続いている [1]．この自殺の増加に関して，後藤らは，とくに家族問題や人間関係の問題に起因するとし，パンデミック中の若年者へのメンタルサポートの提供だけでなく，定期的な社会的交流の機会の提供が自殺防止には有益との見解を示している [2]．

　また，世帯の構成は，2032 (令和 14) 年以後に減少傾向に転じると推定されていた単独世帯（世帯主が一人の世帯）[3] の増加傾向が明らかとなり，2040 (令和 22) 年には，2015 (平成 27) 年の 1,842 万世帯より，153 万世帯も多い 1,994 万世帯が単独世帯となることが推計されている [4]．この要因については，3 年にわたるパンデミックによる経済的な活動の制約に伴う収入減が影響したと考えられる[*1]．

　2025 (令和 7) 年には，「団塊の世代」全てが 75 歳以上の後期高齢者となるが，この 2025(令和 7) 年から，わずか 15 年後の 2040 (令和 22) 年には，「団塊ジュニア世代」全てが高齢期を迎える．この団塊ジュニア世代は，「就職氷河期世代」と重なったため，他の世代に比較すると不安定な就労や無業の状態の者が多く，未婚者も他の世代に比較すると多い．このため 2040 (令和 22) 年に約 896 万人に増えるとの推計がなされている団塊ジュニア世代の単身高齢者集団には，家族を持たない層が一定割合を占めると推定されている．

　単独世帯は，これまで前提とされてきた家族からの情緒的支援等をはじめとする多様なケアを期待できない個人を基礎とした世帯となる．しかし，単独世帯への保障は，現行の社会保障制度では対応が不十分となることが予想される．それは，卑近な例としては，現在は，当然とされている入退院の際の家族の同伴や，家族による付き添いといった情緒的支援がないことであり，また孤立死をはじめとする孤独，孤立に係る問題は起こりやすくなることが予測されるからである．

　このような社会の状況を踏まえ，本稿では，確実な未来となった単独世帯の増加を示しながら，これに伴う社会的課題としての「孤立死」[*2] を巡る背景を考察する．その後，これからの社会が必要とするのは，生活のスキルの学び（Re-skilling）[Glossary1] であり，このための新たな社会サービスを提供する場が整備されなければならないことを論じる．

2. 孤独，孤立対策に関するデータの未整備

1）単独世帯の増加

現在の高齢者は，未婚が稀であった 1970 年代までに結婚適齢期を終えたのに対し，今後は，晩婚や未婚が珍しくなくなった世代が高齢期に入る．このことは，65 歳以上の未婚率を急激に上昇させる．

2015 (平成 27) 年の男性 5.9％，女性 4.5％から，2040 (令和 22) 年は男性 14.9％，女性 9.9％と 2 倍以上となる．さらに 75 歳以上も 2015 年の男性 2.6％，女性 3.9％から，2040 (令和 22) 年には男性 10.2％，女性 6.5％まで上昇することが見込まれている[4]．同時に，世帯主が 65 歳以上の単独世帯数は，2035 (令和 17) 年に約 762 万世帯になるとされ，これは 2015 (平成 27) 年時点での単独世帯数が約 624 万世帯であったことから考えると，過去 30 年で 5 倍から 7 倍に増加したことを示している．これを 65 歳以上の女性の単独世帯数の人口比からみると，女性単独世帯数は男性の 2 倍以上の水準で推移する．

このような高齢化と未婚化は，前述した単独高齢世帯の増加として現れている．だが，留意しなければならないことは，現行の単独高齢女性世帯には，その多くに別居の子ども世帯や兄弟世帯が存在していたが，今後は，これが想定できないことである．

それは，今後は，未婚で高齢期を迎える者が増加するためであり，別居の子による世帯もなく，血縁による支援は全く期待できない者が一定数，存在することを意味する．

2）「孤立死」とは

このような単独世帯の増加は，日本の社会が遠い昔から忌避してきた「孤立死」[*4] の増加を齎すことも意味している．孤立死は，内閣府の発行する高齢社会白書には，[誰にも看取られることなく息を引き取り，その後，相当期間放置されるような悲惨な「孤立死（孤独死）」] という記述がある[5]が，死は実際には特殊な場合を除けば単独で起こるものである．

にもかかわらず，「悲惨な」という表現が用いられてきたことは，日本の社会は，孤立死に対し，「看取られる際に単独であった」「死亡後，相当期間誰にも発見されない」という事実は忌避されるべきであってはならないという意識が醸成されてきたからであろう．

こうした背景もあってか日本では病院での死亡が，今も 8 割を占め[6]，諸外国に比較すれば高く[7]，入院によって孤立死が回避されてきたともいえる状況がある．だが，昨今，全く別の観点として，すなわち医療費適正化のために，病院での死は望ましいとされず，在宅での死が望まれるようになってきた．

ただし，先にも述べたように全国的には，「孤立死」に関する統計は整備されておらず[*5]，これまでの報告では，「独居の変死」を孤立死として取り扱い，孤立死が問題とされる理由は，第一の条件である「誰にも看取られない」という事実ではなく，「死亡した遺体が相当期間，放置されている」という状況にあると考えられている[*6]．

孤立は，「人間関係を喪失した状態」とされ，孤独（感）は「人間関係の欠損または消去により生じる否定的な意識」[8]とされてきた．だが，前述したように感染防止のため，他者との関りを抑制され，多くの人々が社会的に孤立状態へと追い込まれた．

しかし，この孤立死の増加は単なる結果であり，これから示される重要な点は，むしろ，社会との関係性を失った人々が増加し続けているところにある．それは，ここ 3 年にわたる COVID-19 によるパンデミックによって助長された．

現在まで，パンデミック下での全国を網羅した死後，相当期間，放置されていた人々に関する正確で詳細な報告はほとんどない[9]が，パンデミックからの出口戦略を探る，日本において，パンデミックが助長し，顕在化させた社会からの孤立による自殺や孤立死への対応は，日本という社会に漂う閉塞感と共に社会が抱える大きな課題となるだろう．

3. 不確かなデータでしか示されない「孤立死」
1）不確かとなった「家族」という紐帯

内閣官房に設置された孤独・孤立対策推進会議は，孤独や孤立の問題を解決し，これを予防するために「我が国の社会生活を一変させた新型コロナウイルス感染拡大は，それまでの社会環境の変化等により孤独・孤立を感じやすくなっていた社会において内在していた孤独・孤立の問題を顕在化させ，あるいは一層深刻化させる契機になったと考えられる」[10] と報告した．

同会議による 2021（令和 3）年実態調査の結果からも，社会的交流は「同居していない家族や友人たちと直接会って話すことが全くない」人の割合が 11.2％と示された [10]．まさに，孤独・孤立は，今日的課題として認識されることとなった．すでに家族という紐帯も機能不全を起こし，孤独対策は単独世帯に限定できないことも明らかにされている．例えば，家族と一緒に住んでいる高齢者でも死後 3 日後以降に発見される例も少なくない [11]．これは，家族のメンバーの有無は，孤立死の予防には効果がないこと，孤立死の発生は家族内の弱い結束の指標となる [12] との先行研究からの指摘からも明らかである．

以上のことから，家族の紐帯を基盤とした世帯単位の日本の社会保障施策に関しては，抜本的な見直しと，新たな社会のあり方を検討しなければならない時期を迎えているといえよう．

2）不確かな「孤立死」を巡る状況

現状では，孤立死の定義が明確化されておらず，全国的な統計値も示されていない[*3]．このため，ここでは筆者が以前に関わった調査研究において収集した全国で事業を展開している特殊清掃業者から得た結果を紹介する．2005（平成 17）年から 2011（平成 23）年に対応した 10,088 件の業務実績データの，ほぼ 1 割にあたる 960 件が孤立死にかかわるものであった．

また，孤立死の性別の内訳からは，男性 686 名（71.5％），女性 274 名（28.5％）で男性の方が多く，前述した政府による孤独対策の推進の背景として実施された令和 3 年実態調査結果と同様で

あった．また孤独感が高い年齢階層として 20 歳代から 30 歳代が高いことや，男性に孤立する傾向が高く，相談する相手がいないとの回答が高いといった結果も同じであった．このことからは，2011（平成 23）年当時と，孤立死をめぐる状況は大きく変わっていないと想定できる．

なお，先のデータにおいて，死後の作業依頼があった 960 名は，年齢は 19 歳から 100 歳まで分布していたが，平均年齢は 64.8 歳（標準偏差 14.43）で，年齢階層別にみると 70 歳以上が 4 割以上を占めていた．これらの方々の死後の特殊清掃，遺品整理の依頼者は，兄弟・姉妹が最も多く，367 件（36.7％）であった．次いで多かったのが，実子で 271 件（27.1％），この他として，家主・保証人 26 件（2.6％）や賃貸管理業者 25 件（2.5％）が 5％程度であった [13]．この他，わずかではあるが，本人が生前に特殊清掃，遺品整理を依頼している事例があり，これは全てが女性であった．

一方，同調査が実施された 2010（平成 22）年当時に示された報告書によれば，孤立死の発見者は，「民生委員・児童委員（以下，民生委員と略す）」[*6] のネットワークによるものが最も多く，86.7％と示されていた．続いて，「介護支援専門員（ケアマネジャー）」が 76.3％，介護サービス事業者（サービス提供者）」72.4％，「配食サービス提供者」69.9％，「生活保護ケースワーカー」60.6％と示されていた [13]．

ただし，これらのデータ元は，地域包括支援センターであった．つまり，孤立死の対象は高齢者で，かつ介護保険等の公的サービスを受けていたハイリスク群として，事前に地域包括支援センターが認識していた人々の統計値であったといえる．

令和 4 年版高齢社会白書 [14] における「孤立死と考えられる事例」の推計では，前述の監察医が関わった事例数が基礎となっていた．だが，この監察医による報告として，収集された孤立死の事例は，いわゆる身寄りのない高齢者の孤立死と異なり，かなり特殊な事例も含んでいた．

それは，日本では犯罪が疑われる場合に刑事訴訟法の下で司法解剖が行われるが，犯罪が疑われ

ない場合でも，死体解剖および保存法の第8条の下で管理上の検死が行われることとなっているからである．つまり，「誰にも看取られることなく息を引き取った」だけでなく，「相当期間放置された」際に関わることとなった監察医によるデータは，いわゆる変死とされるものが含まれ，何らかの事件との関連性が疑われた特殊な事例も含まれていた．

以上の監察医によって収集された孤立死を基礎としたデータと比較すると，前述の特殊清掃業者から得たデータは，日本の孤立死の現状を新たな側面から示したものといえる．

3）孤立死の危険因子

これまでの研究では，孤立死事例の危険因子として，男性，無職，独居等が挙げられ[15]，高齢者の孤立死は，若年者に比べて，必ずしも増加していないとの結論も示されてきた．この他にも，全国で約3万人[16]，すなわち国民のおよそ50人に1人が孤立死とされる研究結果も示されており，この数だけでも決して看過出来ない数字であるが，ここ3年にわたる COVID-19 によるパンデミックによる未婚化等への影響は，これからさらに顕在化してくる可能性がある．

先に紹介した民間の特殊清掃業者における孤立死にかかわるデータにおける男女の構成割合は，男性686名（71.5%），女性274名（28.5%）で男性の方が多く，先行研究[17]と同様の結果であった．しかし，年齢階層別の孤立死人数においては，前述のように70歳以上の高齢者が4割以上を占め，昨今の高齢期の単独世帯の増加の影響を受けていたと解釈できる．

また先行研究として，都市部での孤立死に関する成果があり，孤立死と孤立の関係から，東京や大阪市の孤立死[18]は，単独世帯の特に男性高齢者の孤立対策が単身世帯数の増加に伴って，強化されてこなかったこととして報告されている[19]．

4. 従来の予防施策と新たな試み
1）リスクが高い人々への社会サービス

これまでの研究結果から，孤立死が発生しやす

いとされたのは，「65歳以上の単独世帯」であるが，夫婦のみの世帯も，パートナーとの死別によって，いずれ単独世帯になる可能性が高い．したがって，これらの二つの世帯類型は，孤立死のリスクが高いといえる．

また，孤立死が問題となるのは，高齢者の死体が長期間にわたって，発見されないためである．これを防止するためには，単身高齢者世帯と定期的な接触機会を持つこととされてきた．このため，介護保険制度下においては，かかりつけ医制度の充実，ヘルパーの積極的な訪問などのこの孤立死への対策が提唱されてきた[20]．

加えて，地域包括ケアシステムの中核と目され，2006年に全国に設置されることになった地域包括支援センターでは，その目的として「高齢者が住み慣れた地域で安心して過ごすことができるように，包括的および継続的な支援を行う地域包括ケアを実現するための中心的役割を果たすこと」[21]という文言からも，発足当時から，孤立死のリスクが高い高齢者に対する取り組みを行い，こうした状況が起こらないように社会資源のネットワーク化を行うことが求められてきた．

地域包括支援センターでは，民生委員・児童委員のネットワークの活用，介護支援専門員，介護サービス事業者（サービス提供者），配食サービス提供者，生活保護ケースワーカーとの連携の強化によって，孤立死のリスクが高い「65歳以上の単独世帯」あるいは，「夫婦のみの世帯」等を把握し，訪問調査等も実施されてきた．

そして，これらの調査は，介護保険事業計画作成時に必要となるニーズ調査などと連動し，高齢者の孤立防止に関しては，介護予防等のサービスの実施等も孤立死のリスクが高い高齢者の発見にも寄与してきたといえる．

しかし，2020（令和2）年の春から，全世界を覆った COVID-19 に対する感染防止策は，介護サービス事業者の訪問を大きく減少させることとなった．また，孤立死の発見者として，最も高い割合を示し，地域での相談活動を担っていた民生委員はパンデミック前と同様の活動を行うことは難しくなっている．

このような背景から，2022 (令和4) 年12月26日に政府は，孤独・孤立対策の推進・強化を発表した[22]．その際，孤独・孤立対策の基本理念等は，(1) 孤独・孤立に至っても支援を求める声を上げやすい社会とする，(2) 状況に合わせた切れ目のない相談支援につなげる，(3) 見守り・交流の場や居場所を確保し，人と人との「つながり」を実感できる地域づくりを行う，(4) 孤独・孤立対策に取り組むNPO等の活動をきめ細かく支援し，官・民・NPO等の連携の強化が示された．

2）新たな予防施策の試み

2021（令和3）年実態調査結果を踏まえた「予防」の観点からの新たな施策として，2023 (令和5) 年2月6日からは，孤独・孤立の問題を抱える当事者や家族等へ孤独・孤立に関する支援の情報を網羅的かつタイムリーに届けられるよう，「ソフトバンク」等の携帯電話を利用中で，料金の支払いが遅れた顧客に対して行う案内 (SMS) の中で，孤独・孤立対策ウェブサイト「あなたはひとりじゃない」*7 を紹介すると発表された．

これが，SNS等による継続的・一元的な情報発信，24時間対応の相談体制の整備，各種支援施策につなぐワンストップの相談窓口（電話，SNS等）の整備，プッシュ型の情報発信等として，孤独・孤立に関する情報へのアクセスの向上を推進するための方策として示された．

一方，急激な高齢化がすすむ中国でも地域生活の安全のためのICTを用いた，他者によるモニタリングや，高齢者同士による互助グループの設立等，地域のボランタリーな資源の活用に民間の通信分野等との協働が模索[23]され，今回の内閣府による強化策も，これに類するものといえる．これらのICTの利用は，今後も推進されていくと予想されるが，これらのICTを用いた支援効果に関する研究成果はほとんどない．

わずかな先行研究からは，高齢の孤立者においては，独居高齢者のソーシャルサポートの利用は，社会的交流を目的とする団体活動を行う会や，団体への参加の頻度が少ない者[24]であることや，介護保険等の活用に関する情報も持っておらず，

心理的健康状態も抑うつの傾向もあった者とされている[25]．

しかしながら，現時点では，SNSの利用によって支援へとつながる可能性は低いだろう．新たない提案は，オンライン環境にアクセスできるスキルを持ち，しかも経済的にオンライン環境を活用出来る人への対応が企図されたものである．つまり，一定の情報スキルを持ち，それを使う環境もあるという，ある種，選ばれた人々が想定されている．情報スキルの有無には，すでに格差が生じている．技術的なデジタルデバイドが解消されれば，孤独や孤立問題への対応や予防が可能と考えているのであれば，あまりにも楽観的といえる．

そもそも，現実の社会で友人等とのネットワークを持たない人，これを持つことができない人が，オンラインであれば，孤立死を防ぐようなつながりを持てるかは不明である．あるいは，どういった人々であれば，さらに具体的に，デジタルスキルや環境を持っていたことで，これを防げた事例があったのか，これらに関するデータ，とりわけ高齢者に係るデータは，管見の限り，みあたらない．

こうした状況に対し，先に示した孤独・孤立対策推進会議でも孤独・孤立の実態把握が重要との認識がなされており，実態調査を実施することで孤独・孤立に関連する要因に関するデータを蓄積し，この解明にかかわる研究を推進するとされている[26]．

しかしながら，孤立死のデータが未整備かつ，その定義や実態も不確かであるという現況は，不確かな施策しか生み出さないということを示している．

5. 生涯を通じた「生活スキル」の学習の場の整備
1）学校教育，社会教育に要請される「共に生きる力」

日本の社会保障制度は，安定した収入とケアを確保できる家族世帯を前提としてきたが，家族間のコミュニケーションが減少し，家族の異常な状況に気づき，これに対処する家族の力は低下している[20]とされてきた．これに加え，すでに家族そのものを持たない未婚者が，COVID-19のパンデミックによって増加したといわれている．

先行研究や臨床知見からは，社会から孤立しやすく，孤立死のリスクが高いとされる高齢単独世帯は，社会福祉や介護保険制度におけるサービス給付の対象となることによって，孤独や孤立死等の多様なリスクを軽減させてきたことがわかっている．だが，こういった施策では，女性や若年，壮年男性，青少年といった多世代における自殺および孤独や孤立死には対応できない．

また，孤独・孤立対策推進会議では，当事者や周りの方が支援を求める声を上げやすくなる環境整備の中で，広く支援制度を知ることができるよう幼少期から「共に生きる力」を育む教育を推進すると提案している．

この教育は，「多様な人や地域と関わって多様な生き方を認め合うことを理解する体験，自他尊重のコミュニケーションスキルを育む機会，社会保障についてその活用方法を含めて知る機会，地域福祉を学ぶ機会などを，<u>学校教育や社会教育などの場，学校教育と社会教育の協働の場で設けることを言う．</u>」[27]*8 と説明がなされている．つまり，学校教育や社会教育の場で，このようなコミュニケーションスキルを学び，育むことが示された．このような生活スキルは，学校教育を終え，社会生活で磨き続けなければ使えないスキルである．

一方，孤独・孤立対策の第一の推進・強化策は，「孤独・孤立に至っても支援を求める声を上げやすい社会とする」とされている．「声を上げるスキル」は，日本のような忖度しあう関係を基盤としてきた社会では，難しいスキルといえる．しかし，今は「困ったことがある」「助けてほしい」ということを，わかりやすく声をあげなければ，支援は受けられない．

より効果的に，効率よく，伝える手段を学校教育や社会教育の場で学ぶというのが政府の提言といえる．

2）学んだスキルを磨くための方策

学んだスキルを磨くことは，生涯学習[Glossary 2]の一環であり，これが前述した社会教育の場を設けるということであろう．このような学習は，フォーマル，ノンフォーマルを問わないが，あらゆる場で生涯を通じて行われる成人教育の一環といえる．

文部科学省では，第3期教育振興基本計画（平成30年6月15日閣議決定）に基づき，人生100年時代を見据えた生涯学習の推進に取り組み，新しい地域づくりに向けた社会教育の振興方策の検討や，生涯を通じて職業に必要な知識やスキルを身に付けるための社会人の学び直しのために，公共サービスとして，国民がその生涯にわたって，あらゆる機会に，あらゆる場所において学習できる環境を提供していくとしている[28]．

また，生涯学習センターは，全国に478館あり（単独施設・複合施設のどちらも含む．2018（平成30）年10月時点），1）会議室や音楽練習室を利用者に貸し出す，2）語学，文化，芸術，料理等に関する講座を提供する，3）資料の閲覧や相談員による応対，といった学習機会を自治体が提供している[27]．これから，果たして，こういう場で生活スキルを向上させる教育体制が構築できるかということであろう．

これに加えて，昨今，企業等で強化されているのが，リスキリングである．これは，人材への再教育や，スキル能力の再開発を行う取り組みをいうが，DX（デジタルトランスフォーメーション）の進展により，従来のアップスキリングや，リカレント教育といった仕組みでは対応しきれない，学び直しが必要となっていることから生まれたとされている．

以上のような国や自治体による生涯学習の推進や，企業のリスキリングへの取り組みは，いずれも生涯学習の一つであり，社会教育の場つくりともいえる．

これまで，近所付き合いや，人間関係を友好に保つための仕組み（いわば，チームビルディング）や，挨拶の仕方（コミュニケーションスキル）を学ぶ場は地域共同体であった．地縁による共同体には，暗黙のルールがあり，これを遵守することで共同体は成立していたのであるが，過疎化の進展とともに，これらの共同体は瓦解しつつあり，人々の学習の場は失われつつある．

社会問題となった孤独や孤立へ対応するための

「声をあげる」という，スキルを学習する場をどのように構築していくかを我々は，新たに考えねばならなくなった．

6. おわりに

　地縁も血縁も失った人々が声をあげやすい社会を創るために必要なことは，ICTの整備ではない．

　ICT は単なる手段であり，今後，考えなければならないことは，基本的な生活スキルを扱う学習の場を生活に近い場に，どのように創るのかということであろう．とくに，「声をあげる」という，これまでの日本社会には，馴染の薄いスキルを学びあう場が必要となっている．

　こういった社会教育サービスをいかなる方法で提供できるかが，公だけでなく，民においても，この社会を維持するために求められているが，これは「感染症と共存する社会」という中での，我々の新たな挑戦となる．

Glossary

1 Re-skilling：この言葉は，昨今，多用されるようになった職業能力の再開発，再教育を指す．とくにDXの進展を求められる中で，DXによって新たに生まれる職業に就職する，あるいは，今の職業で必要とされるスキルの大幅な変化に適応するために必要なスキルを獲得する，あるいは，企業が積極的にさせることを意味する．スキルアップを目的としたアップスキリングや，従来の「リカレント教育」や「学び直し」とは異なる使い方がされている．

2 生涯学習：雇用と自己実現に必要な知識とスキルの継続的な開発と改善を促進するために，人々の生涯を通じて公式・非公式両方の学習機会を提供または利用すること．平成30年度版文部科学白書には「一般には人々が生涯に行うあらゆる学習，すなわち，学校教育，家庭教育，社会教育，文化活動，スポーツ活動，レクリエーション活動，ボランティア活動，企業内教育，趣味などさまざまな場や機会において行う学習」と定義されている[29]．

脚注

[*1] 令和3年度厚生労働白書第1章p.3～5では，雇用・収入の影響として，「2020(令和2)年4月には休業者数が急増し，就業者数も大幅に減少．感染拡大前と比べ，完全失業率は高い水準，有効求人倍率も大きく低下等，雇用情勢に厳しさが見られる」とあり，同白書p.73では，婚姻率，出生数への影響として，「人口動態統計速報によれば，2020（令和2）年5月以降，毎月の婚姻件数が前年同月に比べ減少傾向にある．また，2020（令和2）年の年間婚姻件数は，前年に比べて12.3％の減少となり，1950(昭和25)年の15.1％の減少以来の大幅な減少となったほか，2020(令和2)年の年間出生数は2019（令和元)年を約24,000人下回っている．

[*2] 孤立死に関しては，公的統計の整備がされていない．このため本稿では，全国で特殊清掃業者として事業を展開してきた会社の2005(平成17)年から2011(平成23)年の対応実態（遺品整理及び特殊清掃依頼における現場状況，依頼内容，等）についての分析結果を適宜引用した[13]．

[*3] 国土交通省による死因別統計には，東京都区部のデータで，2018(平成30)年は5,513件で，このうち65歳以上は約7割(3,867件)とされ，孤独死は増加傾向と報告されていた[30]．

[*4] 東京都福祉保健局「東京都監察医務院」の資料では，東京23区内における「一人暮らしで65歳以上の人の自宅での死亡者数」は，2003(平成15)年に1,451人だったが，2015(平成27)年には初めて3,000人を超えることとなった．また2018(平成30)年度の報告書では3,333人とされ，ここ30年で2倍以上となったとされるなど，孤立死が増加し続けている．

[*5] これは，遺体が放置された期間が長いと，孤立死の場所となった賃貸物件は，事故物件とされ，放置された期間にもよるが，部屋の復旧に費用がかかるだけでなく，大きく部屋の価値を損ねてしなう．この結果として，賃借代の大幅割引を求められることも多く，経済

的損失も大きくなるからである．このことは，高齢者への入居を渋る「貸し渋り」の理由にもなっている．

*6 民生委員・児童委員には，担当区域内の住民の実態や福祉ニーズの日常的な把握を含む7つの役割[31]があり，住民個々の相談に応じ，その生活課題の解決にあたり，地域全体の福祉増進のための活動に取り組んでいる．とりわけ，支援が必要とされた高齢者については，その健康状態の観察や，経済的助言，買い物，電話連絡，食事の管理，火の始末，外出時の見守りなど，多岐な活動を実施している．この存在は行政にとっても，高齢者にとっても重要な役割を担っている．

*7 孤独・孤立に関する各種支援制度や相談先を一元化し，情報発信するホームページで，すでに 2021 (令和3) 年 11 月に運用が開始されたもので，チャットボット（自動応答）により悩みに応じた支援制度や相談先を案内する機能が搭載されたものである．現在までに約 1,990,000 人が閲覧し，10 か国語への多言語化が今後予定されている[32]．

*8 下線は筆者による

引用文献

1) 社会・援護局総務課自殺対策推進室．"自殺者数の推移" 令和 3 年版自殺対策白書．厚生労働省．2021. https://www.mhlw.go.jp/content/r3h-1-1-01.pdf, （参照 2023-1-18)

2) Goto R, Okubo Y, Skokauskas N. Reasons and trends in youth's suicide rates during the COVID-19 pandemic. The Lancet Regional Health-Western Pacific, 2022; 27: 100567.

3) 国立社会保障・人口問題研究所人口構造研究部．"日本の世帯数の将来推計(全国推計)2018(平成 30) 年推計概要 PDF"．国立社会保障・人口問題研究所；2018.1.12：P3,P9, https://www.ipss.go.jp/pp-ajsetai/j/HPRJ2018/hprj2018_gaiyo_20180117.pdf, （参照 2023-1-18)

4) 鈴木透，小山泰代，大泉嶺，他．日本の世帯数の将来推計 (全国推計). 人口問題研究.2018; 74(1)：76-86.

5) 内閣府．平成 22 年版高齢社会白書（全体版）．第 1 章　高齢化の状況（第 3 節 3 (2)). https://www8.cao.go.jp/kourei/whitepaper/w-2010/zenbun/html/s1-3-3-02.html, （参照 2023.-1-19)

6) 袖井孝子．終末期医療における本人の意思と家族の意思～ 認知症高齢者の自己決定権を中心に～．家族関係学．2015；34：21-27.

7) 長寿社会開発センター国際長寿センター．"平成 23 年度理想の看取りと死に関する国際比較研究報告書"．老人保健健康増進等事業 による研究報告書．国際長寿センター.2012.3. p.137 https://www.ilcjapan.org/study/doc/all_1101.pdf, （参照 2023-1-18)

8) 工藤力，長田久雄，下村陽一．高齢者の孤独に関する因子分析的研究．老年社会科学．日本老年社会科学会 1984；6：167-185.

9) 森田沙斗武，西克治，古川智之，他．高齢者孤立死の現状と背景についての検討．日本交通科学学会誌，2016；(15)3：38-43.

10) 内閣官房 孤独・孤立対策推進会議．"孤独・孤立対策の重点計画"．孤独・孤立対策の重点計画．内閣府．2021.12.28. https://www.cas.go.jp/jp/seisaku/juten_keikaku/r03/jutenkeikaku_honbun.pdf, （参照 2023-01-25)

11) Matsuzawa A, Tamiya N, Yamamoto H, et al. The actual situation and facto rs on death of elderly people by autopsy cases, for measures to prevent wha we call solitary death. J. Health Wel. Stat. 2009; 56:1-7.

12) Fukukawa Y. Solitary death: a new problem of an aging society in Japan. J Am Geriatr Soc. 2011; 59(1):174-175. doi:10.1111/j.1532-5415.2010.03216.x

13) 筒井孝子，東野定律，大夛賀政昭，他．"地域包括支援センターにおける相談支援の業務実態及び孤立死に対する取り組みに関する調査結果"．平成 22 年度厚生労働省老人保健健康増進等事業 地域包括支援センターの機

能強化および業務の検証並びに改善に関する調査研究事業報告書. 国際医療福祉大学, 2011.3.p.86-94

14) 内閣府. 令和 4 年版高齢社会白書（全体版）（PDF 版）. 令和 3 年度 高齢化の状況及び高齢社会対策の実施状況. P.41. https://www8.cao.go.jp/kourei/whitepaper/w-2022/zenbun/pdf/1s2s_03.pdf,（参照 2023-.1-19）

15) 大阪府死因調査等協議会. 大阪市内における孤独死の現状. 大阪府死因究明等推進計画［仮称］. 大阪府. 2022.10.24. https://www.pref.osaka.lg.jp/attach/31232/00000000/08_sankoshiryo1-2.pdf,（参照 2023-1-19）

16) ニッセイ基礎研究所特別研究プロジェクトチーム. "長寿時代の孤立予防に関する総合研究～孤立死 3 万人時代を迎えて～概要版". 2013-14 年度 ジェロントロジー研究, P2, ニッセイ基礎研究所. 2014.12. https://www.nli-research.co.jp/files/user/pdf/consulting/misc/p_repo141217.pdf?site=nli,（参照 2023-1-19）

17) 小川寛子. 我が国の社会課題としての孤立死軽減に向けた組織的取組み：組織間協働の視点から. 2022.

18) 反町吉秀. 死後長期間を経過して発見された大阪市内における自宅単身生活者の死亡例「孤独死」例についての記述疫学的検討. 大妻女子大学家政系研究紀要. 2014；50：15-21.

19) 岡元真希子. 高齢者の孤独・孤立対策にどう取り組むか ―イギリスの実践から得られる示唆―日本総研. 2022；JR I レビュー 2(97)：109-110

20) ITO T, Tamiya N, Takahashi H, et al. Factors that prolong the 'postmortem interval until finding'(PMI-f) among community-dwelling elderly individuals in Japan: analysis of registration data. BMJ open. 2012; 2.5: e001280.

21) 一般財団法人長寿社会開発センター. 地域包括支援センター業務マニュアル（平成 23 年 6 月）https://www.mhlw.go.jp/stf/shingi/2r98520000026b0a-att/2r98520000026b5k.pdf 参照 2023-01-25）

22) 内閣官房 孤独・孤立対策推進会議. "孤独・孤立対策の重点計画 改定のポイント". 孤独・孤立対策の重点計画. 内閣府. 2022.12.26. https://www.cas.go.jp/jp/seisaku/juten_keikaku/r04/jutenkeikaku_gaiyo.pdf 参照 2023-01-25）

23) 王艶梅，常鑫焱，徐世潔. 中国の高齢社会における新たな事業展開の方向. 関西ベンチャー学会誌. 2021；13：24-33.

24) 江尻愛美，河合恒，藤原佳典，他. 都市高齢者における社会的孤立の予測因子：前向きコホート研究. 日本公衆衛生雑誌. 2018；65（3）：25-133.

25) 小林江里佳，藤原佳典，深谷太郎，他. 孤立高齢者におけるソーシャルサポート利用可能性と心理的健康. 日本公衆衛生雑誌. 2011; 58（7）：446-456.

26) 内閣官房 孤独・孤立対策推進会議. "孤独・孤立対策の重点計画". 孤独・孤立対策の重点計画. 内閣府. 2022.12.26.p.6. https://www.cas.go.jp/jp/seisaku/juten_keikaku/r04/jutenkeikaku.pdf,（参照 2023-01-26）

27) 総合教育政策局調査企画課. "Ⅱ調査結果の概要". 社会教育調査－平成 30 年度結果の概要. 文部科学省. 表 1. https://www.mext.go.jp/content/20200313-mxt_chousa01-100014642_3-3.pdf,（参照 2023-01-26）

28) 総合教育政策局政策課. "第 3 期教育振興基本計画". 閣議決定. 文部科学省. 2018.6.15.p.68-70. https://www.mext.go.jp/content/1406127_002.pdf,（参照 2023-01-26）

29) 文部科学省. 平成 30 年度文部科学白書. 第 3 章生涯学習社会の実現 https://www.mext.go.jp/b_menu/hakusho/html/hpab201901/detail/1421865.htm,（参照 2023-01-26）

30) 国土交通省. "（参考）死因別統計データ". 不動産取引における心理的瑕疵に関する検討会 第 1 回検討会（2020 年 2 月 5 日）第 3 回検討会（2020.11.11）https://www.mlit.go.jp/tochi_fudousan_kensetsugyo/const/content/001405347.pdf,（参照 2023-01-26）

31) 全国民生委員児童委員連合会. "民生委員・児童委員活動の7つのはたらき". 民生委員・児童委員とは. 2019 全国民生委員児童委員連合会. https://www2.shakyo.or.jp/zenminjiren/7works/, (参照 2023-2-03)

32) 内閣官房 孤独・孤立対策担当室. "孤独・孤立に関する支援制度等のプッシュ型の情報発信について（ソフトバンク株式会社との連携）". 孤独・孤立対策. 内閣府. 2023.1.31. https://www.cas.go.jp/jp/seisaku/kodoku_koritsu_taisaku/pdf/20230131.pdf (参照 2023-01-26)

JCGM Forum

Opinion
Generalist Report
Journal Club

4.

Opinion

総合病院における総合内科外来を担当する
内科医に求められること

杉本 俊郎

滋賀医科大学総合内科学講座

　東近江総合医療センターのような地域の中核病院であり，地域のプライマリ・ケア機能を担っている医療機関での総合内科外来を担当する内科医へと，一方，大学病院のような既存の専門診療科で診療のほぼ全領域がカバーされており，また，受診症例のほとんどが，紹介症例である総合診療・総合内科外来を担当する内科医へ，求められることが異なっているのは当然である．

　そこで，地域の中核病院の代表として，私が勤務している東近江総合医療センターの総合内科外来の状況[1]を，そして，大学病院の代表として富山大学附属病院総合診療部からの報告[2]を参考に，総合内科外来を担当する内科医に求められることについて，私の考えをまとめてみたい．

1 地域中核病院の場合

　地域の中核病院では，総合内科外来へは，紹介状を持参しない患者の受診も多く，上気道炎等の疾患，つまり，所謂，軽症のcommon diseaseへの対応が求められることが，当院での検討においても明らかになっている．

　一方，紹介症例において即日入院になるような症例もあることから，入院症例への対応が必要となることが多い．当院でも，総合内科初診外来の受診例の約10%が即日入院となっていた．さらに，専門診療科内科外来（消化器，呼吸器，循環器内科，糖尿病内分泌内科）が併設されているにも関わらず，総合内科外来初診後即日入院となった症例の紹介状の持参割合が，入院にならなかった症例の持参割合よりも，有意に高かった（odds比 4.786 95% CI 1.946-11.811）ことから，一次医療の段階で未診断であったか，もしくは，臓器横断的診療が必要と判断され，総合内科へ紹介後入院が必要であった症例が多いことを示唆する．当院も含め，地域の中核病院の多くの総合内科は入院担当機能も有しており，この点が問題となることは少ないと思われる．

2 大病院の総合診療外来・総合内科外来

　富山大学附属病院総合診療部からの報告[2]によれば，紹介先がはっきりしないような症例を担当され，暫定診断後，各々の専門診療科へコンサルテーションされているようであるが，報告されている正診率が72%(診断が正しい＋紹介した専門診療科の領域に合致している)と筆者の経験からするとかなり高く，担当されている医師の内科診断能力の高さに驚いている．さらに，診断がはっきりしなかった群でも61.2%がコンサルテーション先の担当疾患であったことが示されている．これらの正診率の高さは，担当の医師が，日本プライマリ・ケア認定医，家庭医療専門医ということが関与している可能性があると考えた．また，整形外科，精神科，皮膚科等のコンサルテーションが多かったことが報告されており，内科領域のみならず，これらの領域の知識が必須であることが示されていた．

　よって,大学附属病院の担当する総合診療外来・総合内科外来内科医には，幅広い症候に対する診断能力が要求されることが解る．また，地域中核病院の総合内科外来を担当する医師と異なり，専門診療科へのコンサルテーションが必要となることから，コンサルテーションのスキルの獲得も必要となろう．

また，地域連携的な視点からみれば，未診断の症例，臓器横断的な対応が必要である症例の紹介先としての総合診療・総合内科外来の意義が，大学病院でも存在する．その場合，東近江総合医療センターと同様，一定の割合で入院が必要となる症例はあるはずで，総合診療科・総合内科に入院機能を有しない場合には，入院症例への対応を予め決めておく必要があると考えた．

3 初期研修医の臨床研修に望まれる総合診療・総合内科外来

2020年から，初期臨床研修において，一般外来研修が必修となったことから，特に，大学附属病院において，研修の場として，総合診療・総合内科外来の重要性が増しているのが現状である．

しかし，厚労省の求める外来が，臓器横断的な事例に対応できる外来ということであれば，大病院の総合診療・総合内科のみならず，地域中核病院での内科診療の研修も必要になるのは当然であろうと筆者は考える．よって，いずれの施設においても，総合診療・総合内科を担当する内科医は，研修医や専攻医への指導医としての役割が望まれるであろう[3]．

参考文献

1) 横田望　東近江総合医療センター総合内科外来について　横田医師が，初期研修医として，2016年に東近江総合医療センター総合内科外来にて研修（研修期間2016年7月1日-8月31日，11月16日-1月31日）した内容をまとめた院内発表資料

2) 北啓一朗, 清水洋介, 山城清二. コンサルテーションからみた大学総合診療部の役割　院内他科との診療連携に関する横断研究　日本プライマリ・ケア連合学会誌 2019；42：92-97.

3) 杉本俊郎編　内科専門医が教えるジェネラリスト診療ツールキット. カイ書林, 2022年.

初診外来の主な症候	初診外来の主な診断
咽頭痛・咳嗽 発熱 嘔気・嘔吐，下痢 腹痛 頭痛 健診異常	急性上気道炎 肺炎 気管支喘息 胃腸炎 一次性頭痛 高血圧 高脂血症

BOX 1 東近江総合医療センター総合内科初診外来の現状　2016年

医学教育を通じてジェネラリズムの浸透とレガシーを

河野 圭

浦添総合病院 病院総合内科

沖縄で5年半，内科医として勤務し，その後，長崎大学病院で感染症診療・感染制御をしつつ，大学病院内や市内の臨床研修病院で On the job training やレクチャーを通じてプライマリケア・救急を中心とした医学生・研修医教育をしていました．長崎を離れた後も引き続き教育を軸としつつ，感染症や総合内科の医師をしています．

当時長崎では，沖縄で見てきたようなジェネラリズムが浸透しておらず，様々な場面で患者や地域へ影響を与え得るような，多くの困難・難題に直面しました．

感染症コンサルト / 抗菌薬適正使用支援業務を通じて，他の診療科医師や研修医に感染症だけの観点に捉われない幅広い丁寧な助言や支援を行い，時には飲み交わしたり一緒にフットサルをしたりなどで親睦を深めていきました．

大学病院内外で，多くの研修医と定期勉強会を行い，普段の診療や研修内容を共に振り返り，一方で学生との臨床推論勉強会「ゆでたまごの会」を立ち上げ，さらに県内にいた他のジェネラリストと「長崎GIM」を立ち上げ，少しずつグローバルスタンダードやジェネラリズムを広げていき，結果的に各所から評価を得て長崎大学病院群研修プログラムのベスト指導医賞を頂き，ジェネラリズムの種を蒔くことができました．

沖縄時代に参加していた，ハワイ大学医学教育フェローシップで，Richard Kasuya 先生が強調していたメッセージである「レガシーを残すこと」を意識しながら，今後も日々邁進して行こうと思っています．

中小病院を基盤とした総合診療の展開をめざす

石丸 裕康

関西医科大学総合診療医学講座・関西医科大学香里病院総合診療科

私事であるが，一昨年の10月に約30年勤めた天理よろづ相談所病院を辞し，関西医科大学に異動した．勤務先は，大学関連施設ではあるが，199床の小病院で，そこを拠点として総合診療専門医養成プログラムを展開することがミッションである．

ここ数年の医療を巡る環境の変化の中，総合診療の理念に沿った医療を展開する場として，中小規模の病院に可能性を感じていたことが異動を決めたひとつの理由である．また必要性が叫ばれながら，志望者が伸び悩む総合診療の領域について，大学という場で多数の若い学生・研修医にリーチできるチャンスと考えたことも，理由であった．

日本の医療提供体制が，高齢化や働き方改革などさまざまな要因から変化を求められていることは周知だが，高度急性期病院や，プライマリ・ケア / 在宅医療のあり方のみでなく，その中間となる病院の役割が重要であると考えている．日本の病院の7割は中小病院で，ベッド数ベースでみても半数が中小規模の病院に属している．

最近のヘルスケアの現場を観察し，またコロナ禍での急な医療状況の変化も経験する中，中小病院の役割が重要かつ，その質向上が求められていることを実感してきた．大規模病院には紹介しづらい診断困難例への対応，誤嚥性肺炎，尿路感染，心不全など高齢者に頻発する問題のケア，軽症・

中等症の救急医療，大規模病院から地域へのケア移行でのハブとしての役割 (リハビリ，緩和ケアなど)，地域包括ケアとの連携・統合をより意識する必要のある多職種連携など，現代の医療・ヘルスケアの抱える問題の多くが中小病院の現場に集約されている．

しかし従来この規模の病院のあり方の議論は十分ではなかった．私的病院が多く公的施設が少ないため医療システムにおける位置づけが難しいことや，一般に教育機能は不十分であることが多く研修医・専攻医の教育での役割，アカデミックな発信は乏しかったことなどが理由としてあげられる．

一方で，総合診療の領域では，この規模の病院の役割に注目した動きが目立ってきつつある．病院家庭医という役割の提唱[1]，コミュニティホスピタルの活動の展開[2]などこの規模の病院の役割を積極的に見出し，その実践・教育・研究についての議論がはじまっている．

私としてはこの流れに乗り，大学附属の施設としての役割を活かしつつ，中小規模病院の役割を，臨床実践においても，アカデミックな立場からも追求したいと考えている．

(志を同じくする仲間を募集しています！少しでも関心のあるかた，ぜひ連絡ください)

1) 病院家庭医：新たな Speciality　森川 暢 , 松本真一 (編集), 佐藤 健太 宇井 睦人 (監修), 南山堂，2020
2) https://cch-a.jp/

予期せぬ「教育の連鎖」

朝倉 健太郎

健生会 大福診療所

昨年末，「以前，お世話になりました」と，一通のメールをいただきました．厚生労働省医系技官として活躍する彼は，現在，総合診療や在宅医療のあり方を含めた医療提供体制の整備に関する所轄に所属しているとのことでした．当時，当院で地域医療研修として過ごした約 10 日間を思い出し連絡をくれたといいます．そして，プライマリ・ケアの現場に関してヒアリングをさせてほしいということでした．

私にとって驚き入るお話でしたが，彼を含めた熱心な医系技官の方々と，私たちが抱える現場の課題について 1 時間ほど意見交換する機会をいただきました．思いも寄らない出来ごとに，妙にうれしくなりました．

15 〜 16 年ほど前，私が教育に関わりはじめた頃，「教育の連鎖」ということばを耳にし，その言葉が語る度量の大ききさに感銘を受けることがありました．その後，何かがある度にふと思い浮かび上がり，私にとって大きな価値観の一つとなっています．

しかしながら，教育活動そのものは，どちらかというと，効果が現れにくく，大変地道な行為でもあります．ましてやその見返りを期待すれば，悲しいかな結果は予定どおりにいかず，おそらく長続きしないでしょう．多忙な日常診療に加え，それほどインセンティブがつきにくい教育活動にも惜しまず注力するためには，教育が，いつしか巡り巡って世の中をよくするかもしれない，何らかの大きなうねりの一端を担っているかもしれないと信じ込む相応の信念（迷夢？）が求められるのかもしれません．

どこかで関わった人たちが，それぞれに羽ばたき，どこかで活躍してくれているその連鎖をあらためて感じることができ，地道な教育活動に決意を新たにした次第です．

誤嚥性肺炎と JAPEP そして臨床研究

森川 暢

市立奈良病院 . 総合診療科

　私のライフワークのひとつが誤嚥性肺炎診療の探究です．私は，誤嚥性肺炎ただいま診断中という本の執筆，さらには日本プライマリ・ケア連合学会のプロジェクトの一環として，誤嚥性肺炎の多職種連携スキルアップ プログラム Japan Aspiration pneumonia inter Professional team Educational Program (JAPEP) のチームリーダーをしています．

　JAPEP セミナーは日本における急性期病院における誤嚥性肺炎の包括的教育プログラムの決定版を目指し，標準化された多職種での誤嚥性肺炎への介入方法に関する教育プログラムの開発および実施を目的としています．JAPEP として多職種向けの教育セミナーを継続して行うことがまずは重要ですが，次のステップとして誤嚥性肺炎の臨床研究を行いたいと思っています．

　総合診療の領域ではまだ，臨床研究の実施が他の領域に比べると遅れている印象があります．ゆくゆくは，誤嚥性肺炎の多施設研究も実施し，一流誌に論文を乗せることが現在の目標です．そしてこれを実現するためには，多数の仲間の協力が必要不可欠です．興味があるかたがいれば，ご連絡ください．

　森川の Twitter: Toru Morikawa コミュニティホスピタリスト@奈良 @aquariusmed

＊ JAPEP セミナーは，「2019 年度 GSK 医学教育助成」による事業です．これは，医学関係学会／医会が独立して企画・運営する医学教育事業を助成する 事業であり，日本プライマリ・ケア連合学会の正副理事長会議の承認を得て実施されています．

島根発！地域医療現場と大学を結ぶ Neural GP Network

坂口 公太

島根大学医学部附属病院総合診療医センター 助教

　「島根から本気で日本の医療をより良くする」私たちのミッションは，へき地・離島を含むすべての地域住民が安心して過ごせるよう優秀な総合診療医を養成し，持続可能な医療を提供することです．

　高齢化率が 35％ に達しようとする日本有数の少子高齢化県である島根では，多併存疾患の診療，介護を含めた包括的医療の提供が必須であり，総合診療医の育成が急務です．しかしながら，高度先進医療を提供する大学病院のみでは，よくある疾患をみる，家族をみる，地域をみるという総合診療医の育成は容易ではありません．そこで，私

たちは地域の総合診療医を大学の教育に呼び込み，医学生を地域に出し，地域の病院で教育することにしました．

　ミッションを達成すべく，島根発で育てる「総合診療医養成プロジェクト」（Neural GP Network）を 2021 年島根大学医学部附属病院に立ち上げました．17 の医療機関そして 150 人近いメンバーが年齢や役職，出身大学を問わず連携できるネットワークを構築し，未来の医療体制のあり方を全国そして世界へ提示していくために動き出しています．

結果として，大学と地域の有機的な繋がりが生まれ，現場を知る総合診療医が教育へ関わることが可能になり，地域医療を支える県内総合診療医割合は全国的平均約 2% の中，島根県では約 10% と突出し，県内専攻医における総合診療医割合は 3 年連続で日本一を達成することが出来ました．島根大学内でも教育に対する取り組みが評価され，2 年連続優良教育実践表彰を受けることが出来ました．さらに，私たちの取り組みは，島根に住む人の安心・安全を心理的にサポートし，地域に住みたい人を増やす公共的なインフラ価値を提供しているとして 2022 年度には Good Design 賞金賞も受賞することができました．

これからも日本のみならず，世界が迎える少子高齢化の先進地として，地域住民と協働しながら総合診療医の育成を軸に新しい医療の形を提示し続けていきます．

問合せ先：
島根大学医学部附属病院総合診療医センター 助教 坂口公太
〒 693-8501 島根県出雲市塩冶町 89-1 みらい棟 2F
Tel 0853-20-2217　Fax 0853-20-2247
Email:bananakuriimu@gmail.com

- -

人道援助という働き方

蟹江 信宏

国境なき医師団

国境なき医師団は非営利の医療・人道援助団体で世界 72 の国と地域で（2021 年度実績），難民キャンプ，紛争地，食糧危機，自然災害，感染症などに対し医療・人道援助をおこなっている．私は医師 8 年目から小児科医として参加し，これまでにリベリア，イエメンで活動してきた．医療が届かず理不尽に亡くなっていく多くの子どもを目の当たりにし，一人の小児科医としての責任は重く圧しかかるが，やりがいも大きい．

私のように人道援助に関わる活動に憧れを抱く若手医師は多いが，そこには大きな壁が立ちはだかる．その大きな壁の一つに医師としてのキャリアパスがある．

小児科などの内科系医師は国境なき医師団での初回の派遣は通常 6 か月間となり，日本の病院で長期不在を許容してくれる病院は少なく，医局やサブスペシャリティでのキャリアパスからは大きく後れを取ってしまう．リーダーシップやマネジメント力，教育といった能力が身につくが，それを評価する尺度はなくキャリアパスにおいては強みになりにくい．私は幸いこれまで職場の理解を得られ活動に参加させていただいているが，キャリアパスをはじめとした様々な制限から活動参加を断念する声も聞く．

しかし一方で，人道援助活動を応援してくれる病院や地域医療で一定の期間働くことを条件に活動参加を支援してくれる病院も増えてきている．今後働き方の多様性が進み，人道支援の現場で働く仲間が増えれば嬉しい．

Journal Club

加齢による脆弱性をもつ栄養不良患者への
個別栄養サポートの有用性：EFFORT 試験二次分析

徳田 紋華，岡田 悟

東京北医療センター　総合診療科

The impact of nutritional support on malnourished inpatients with aging-related vulnerability Nutrition. Volume 89, September 2021, 111279. PMID

栄養不良は，超高齢（80歳以上），身体フレイル，または認知機能障害（以下，加齢による脆弱性）のある患者に非常に多く見られ，疾病罹患と死亡のリスクを高めてしまうことが示唆されている．急性期病院での加齢による脆弱性のある患者に対する個別栄養サポートが死亡率やその他の臨床転帰に及ぼす影響を評価するために，EFFORT 試験の二次分析が行われた．

内容の要旨

方法：2019年に行われた EFFORT 試験では低栄養状態にある内科入院患者を対象として，栄養士監督下の個別栄養サポートが通常の病院食提供と比べ，総死亡を 0.73 倍に有意に低下した．本研究は EFFORT 研究の対象患者のうち，80歳以上，フレイル，または認知機能障害のある患者のみの結果を抜き出した二次解析である．

割付け方法は中央割付けで行われ，隠蔽化されていた．マスキングは行われなかった．Primary endpoint は試験介入後 30 日間の全死亡率に設定され，解析はすべて ITT 解析で行われた．

結果：割付けされた両群の患者背景に明らかな差はみられなかった．個別栄養サポートを受けた患者は通常の病院食を提供された患者と比較して，30日間全死亡のリスクが 50% 以上減少した

（60/442 [13.6%] 対 31/439[7.1%]；オッズ比：0.48；95%信頼区間,0.31 ～ 0.76; P = 0.002）．

結論：加齢による脆弱性のある栄養不良患者を入院早期からスクリーニングし，個別栄養サポートを行う有用性が示唆された．ただし，本研究は EFFORT 試験の二次解析であり，その結果は限定的である．

コメント

本研究の対象患者の Barthel Index は約 30 点であり，多くの介助を要する状態だった．本研究では 30 日間の全死亡リスクを減少させたが，サブグループ解析では交互作用の検定で 180 日間の全死亡リスクの低減は証明できず，個別栄養サポートの有用性の示唆はあくまで短期予後の改善にとどまっている．一方で，本研究の Kaplan Meier 曲線をみると，介入群はコントロール群と比較して 30 日間までの死亡率の傾きが緩やかであることが分かる．ここから，一見 30 日以内に死亡してしまうような状態の悪い患者に対しても栄養的介入をすることで一定の効果が得られる可能性を示唆している．総合診療科では本研究の対象となったような脆弱性を背景にもつ患者が多く入院する．こうした患者に対しても「もう年だから」と栄養を控えるのではなく栄養介入をすることで，最期の時間を少しでも延ばすことができるという可能性は本人，家族にとっても意味のあることではないかと考える．

非肥満・脂肪肝 vs. 肥満・非脂肪肝：
日本人における糖尿病発症リスク

岡田 博史

京都府立医科大学大学院医学研究科　内分泌・代謝内科学

① The impact of non-alcoholic fatty liver disease on incident type 2 diabetes mellitus in non-overweight individuals
Liver Int. 2016 Feb;36(2):275-83.

② Low aspartate aminotransferase/alanine aminotransferase ratio is a predictor of diabetes incidence in Japanese people: Population-based Panasonic cohort study 5
Diabetes Metab Res Rev. 2022 Jun 2:e3553.

　ほとんどお酒を飲まない方におきる脂肪肝のことを非アルコール性脂肪性肝疾患（nonalcoholic fatty liver disease：NAFLD）と呼びます．一般的に NAFLD の原因には肥満や生活習慣病などがあげられますが，アジア人を中心に非肥満者における NAFLD の合併例が問題視されています．今回は日本人において肥満・非脂肪肝よりも非肥満・脂肪肝の方の糖尿病発症リスクがより高い可能性があることを報告した論文を2編紹介します．

▌要旨

　①年齢 41.5 ± 7.4 年の飲酒習慣のない健診受診者 4,629 名を 12.8 年フォローし糖尿病発症リスクを算出した．NAFLD の有無は腹部超音波検査にて評価し，BMI 23kg/m^2 以上を過体重とした．多変量解析において非過体重・非 NAFLD 群を reference とすると，糖尿病発症に対する HR は過体重・非 NAFLD 群で 1.99（95%CI 1.47-2.69），非過体重・NAFLD 群で 3.59（95%CI 2.14-5.76）であり非過体重・NAFLD 群の方が糖尿病発症リスクは高い傾向にあった．

　②年齢 44.2 ± 8.2 年の飲酒習慣のない健診受診者 70,688 を 7.4 年フォローし糖尿病発症リスクを算出した．BMI 25kg/m2 以上を肥満とした．多変量解析において非肥満・ALT 低値群を reference とすると，糖尿病発症に対する HR は肥満・ALT 低値群で 1.09（95%CI 0.95-1.24），非肥満・ALT 高値群で 1.37（95%CI 1.25-1.51）であり非肥満・ALT 高値群の方が糖尿病発症リスクは高い傾向にあった．また AST/ALT 比における検討でも同様の結果であった．ALT の曲線下面積は 0.707，カットオフ値は 23，AST/ALT 比の曲線下面積は 0.694，カットオフ値は 0.875 であった．

▌コメント

非肥満者における糖尿病発症リスクが高いことは日本人に特徴的であるが，その背景にはインスリン分泌能が低いことや異所性脂肪の存在が大きく関与していると考えられる．今回の2編の論文では日本人においてはBMIの増加以上に脂肪肝の影響が強いことを示唆しており，糖尿病の発症予防を見据えた場合，減量だけでなく脂肪肝をはじめとする異所性脂肪の存在にも注視すべきであろう．

Journal Club

米国成人の2型糖尿病患者において，
治療目標達成に伴う余命の延長について

内木場 香美，岡田 悟

東京北医療センター　総合診療科

Potential Gains in Life Expectancy Associated With Achieving Treatment Goals in US Adults With Type 2 Diabetes. 2022;5(4):e227705. doi:10.1001/jamanetworkopen.2022.7705

　米国において，糖尿病リスク因子のコントロールは最適とは言えない．最適化による利点について評価されたものは未だない．HbA1c，収縮期血圧 (SBP)，LDL-C の低下や，BMI（肥満度指数）の適正化による，2型糖尿病患者の余命の延長を定量化した．

要旨

方法： ACCORD 研究から算出された2型糖尿病患者の余命を予測する Building, Relating, Assessing, and Validating Outcomes（BRAVO）シミュレーションモデルを使用した．しかし，ACCORD 試験の研究参加者は血管リスクが高い2型糖尿病患者であったので，米国の一般成人2型糖尿病集団に近づけるために，National Health and Nutrition Examination Survey（2009年〜2010年）で較正を行った．その後，このモデルを用いて，調査対象者の余命のシミュレーション実験を行った．データは2015年1月から2016年まで分析した．

結果： BMI 値が 41.4 の人と比較して，BMI 値が 24.3, 28.6, 33.0 と低くなると，それぞれ平均 3.9 年，2.9年，2.0 年の余命延長と関連していることが示された．
　収縮期血圧 160.4mmHg の人と比較して，収縮期血圧 114.1mmHg, 128.2mmHg, 139.1mmHg と低くなると，それぞれ 1.9 年，1.5 年，1.1 年の余命延長と関連していることが示された．
　LDL-C 146.2mg/dL の人と比較して，LDL-C が 59 mg/dL, 84.0 mg/dL, 107.0 mg/dL は，それぞれ 0.9 年，0.7 年，0.5 年余命が増加した．
　HbA1c を 9.9% から 7.7% に下げると，平均 3.4年の余命が延長した．しかし，7.7% から 6.8% へのさらなる低減は平均 0.5 年の余命延長としか関連せず，6.8% から 5.9% は余命延長の利点がない（余命が 0.1 年短くなる）という結果になった．

結論： これらの結果は，臨床医が推奨される治療目標を達成するために患者のモチベーションを高め，米国における糖尿病治療の改善に向けた介入やプログラムの優先順位付けに活用することが可能である．

コメント

　本研究では，心血管疾患の既往がある人を除外しており，血管リスクの高い2型糖尿病患者には適応できない．
　BMI 低下が最も推定余命延長効果が高いという結果になったが，BMI 値が 41.4 の人と比較していることや，日本では米国よりも心血管死亡率が少ない点からは，本研究結果を日本人に適応する場合には注意が必要と考えられる．
　HbA1c を 5.9% まで減少しても余命延長効果が得られないということは，これまでの研究結果とも合致しており，糖尿病治療の目標下限を意識することが重要である．

医学生はSDHをコミュニティでどのように学ぶのか？

西岡 大輔

大阪医科薬科大学医学研究支援センター医療統計室

Haruta J, Takayashiki A, Ozone S, et al. How do medical students learn about SDH in the community? A qualitative study with a realist approach. Medical Teacher 2022:1-8. doi: 10.1080/0142159X.2022.2072282

要旨

背景： 格差社会において健康の社会的決定要因（SDH）を医学教育で学ぶ意義が高まっているが，教育介入は複雑でメカニズムも不明である．リアリストアプローチの手法で，医学生がコミュニティでSDHについて学ぶパターンを明らかにすることを目的とした．

方法： 医学部5,6年生を対象に実施された，コミュニティでSDHを学ぶ臨床実習（4週間）への医学生のレポートを文脈，メカニズム，アウトカムの観点から分析した．

結果： 医学生は4つの学習パターンで社会と医療のつながりを学んでいった．1）学習する医学生がSDHの概念をあらかじめ予見した上で，社会モデルが中心となっているコミュニティにおける観察学習などを通じて視点を変容させた．2）医学生は医療モデルの矛盾に直面することで，確かな事実を統合的に説明するようになった．3）複数の地域での具体的な経験を比較し，言語化することで，SDHの概念的な理解が深まった．4）医療現場とは異なる権威のない立場から参加することで，一般人への共感が醸成された．

結論： 医学生は社会と医療のつながりを4つのパターンで学ぶことができることがわかった．

コメント

現在の医学教育のコアカリキュラムには「社会構造と健康・疾病の関係」が明記され，SDHを学ぶことが求められている．筆者は社会福祉の実習において，医学部・医療機関の外で，医療者でない立場で，SDHの影響が大きいと考えられる人々と関わってきた経験があり，「社会構造と健康・疾病の関係」に直面することが多々あった．非常にわかりやすく学びのメカニズムが整理されており，学生や専攻医，指導医がSDHの学びを振り返る際にも活用できると考えられた．

気候変動：家庭医療指導医の危機

佐々木 隆史

医療生協こうせい駅前診療所

Monica DeMasi, Bhargavi Chekuri,Heather Paladine, Tina Kenyon.
Climate Change: A Crisis for Family Medicine Educators
Family Medicine. 2022;54(9):683-7

▍要旨

　家庭医は，地域をケアし，そのひとの全人生をケアする立場ゆえ，気候変動に引き起こされる既存の健康・性別・世代間の不公平の拡大に対して，ほかの専門医よりも多くかかわることとなります．

　そこで，レジデント教育に当たり以下のことを提案します．

☆　気候変動への対応は，良き家庭医療の実践に不可欠であり，家庭医の役目です

☆　家庭医は，さまざまなレベルで気候変動が患者や地域社会に及ぼす影響を緩和しなければならなりません

① **教育：**Ｗｅｂサイトにもいろいろな教育学習ツールがあります．気候変動と健康に関する指導医の育成をしましょう

② **患者へのケア：**その地域のリスクにあった予測的な指導を行いましょう．植物性の食品を多くとることは，個人と地球の健康を同時に改善する，強力な気候変動対策の一つです．

③ **医療機関の変革：**環境に優しい梱包や輸送，再利用可能な PPE，不燃性廃棄物処理の活用といった持続可能なソリューションを追求すること，遠隔医療サービスの強化や近代化，一部のスタッフの在宅勤務なども，気候変動に起因する災害時に医療システムをより強固なものにします．脆弱な患者をリストアップして，熱波寒波時に早期に対応しましょう．

④ **アドボカシー：**公衆衛生のスチュワードとして，地域や国の政策に変化をもたらすよう，すべての医学生が気候変動問題について学ぶようにして，化石燃料からの撤退もふくめ，医師集団としてロビー活動を起こして，その声を活かしていくべきです．

　レジデントが，現在そして未来の地域社会の健康のスチュワードとして，健康リスクから患者を守り，気候変動対策をリードする存在となるよう支援することができます．

▍コメント

　『Family Medicine』は家庭医療学，プライマリケアの教育関係で強いインパクトを持っている，『Annals of Family Medicine』と並ぶ米国家庭医療学会の機関誌です．レジデンシープログラムを運営している複数のドクターからの気候変動と家庭医療育についての投稿をご紹介します．
字数制限のため，要点のみの抜粋です．
https://journals.stfm.org/media/5170/demasi-2022-0234.pdf

メタボリックフェノタイプと糖尿病発症リスク

岡田 博史

京都府立医科大学大学院医学研究科　内分泌・代謝内科学

Kobayashi A, Okada H, Hamaguchi M. Metabolic phenotypes and incident type 2 diabetes: population-based Panasonic cohort study 6 Obesity (Silver Spring). 2022 Sep 25. doi: 10.1002/oby.23544.

　メタボリックフェノタイプという言葉をご存知でしょうか？肥満と代謝異常（耐糖能異常，高血圧，脂質異常）の有無によって分けられた4つのフェノタイプのことです．かつてはいわゆる健康的な肥満（代謝異常を伴わない肥満）が糖尿病や心血管疾患のリスクになるかどうかについて多くの検討がなされてきました．現時点では代謝異常を伴わなくとも肥満はやはり糖尿病や心血管リスクであると結論づけられています．一方でこれらのフェノタイプは年々変化を伴います．今回はメタボリックフェノタイプの変遷と糖尿病発症リスクについて検討した論文を紹介します．

要旨

　年齢48.3 ± 6.4歳の健診受診者58,638名を対象とした．肥満（BMI 25kg/m^{2}以上）と代謝異常の有無（高血圧，耐糖能異常，脂質異常症のうち2項目以上が該当）によってメタボリックフェノタイプを4群に分けた．メタボリックフェノタイプを2008年と2013年に2度にわたり評価し，メタボリックフェノタイプの変遷（16群）とその後5年間（2013年から2018年）の糖尿病発症リスクを評価した．

　年齢，性別，尿酸値，喫煙歴，食事速度，朝食の欠食，飲酒習慣，運動習慣で調整後の5年間の糖尿病発症に対するハザード比は5年間非肥満・代謝異常なしのフェノタイプを維持していた群を1とすると，5年間非肥満・代謝異常ありのフェノタイプであった群は11.86 (95%CI; 10.03-14.00)，5年間肥満・代謝異常ありであった群は20.97 (95%CI; 18.19-24.20) であった．また，肥満・代謝異常なしのフェノタイプは5年後に非肥満・代謝異常なしのフェノタイプに変化すれば糖尿病発症リスクの上昇は認めなかった．一方で肥満の有無にかかわらず代謝異常ありの群は5年後に非肥満・代謝異常なしのフェノタイプに改善したとしてもその後5年間の糖尿病発症リスクは高いままであった．

コメント

　日本人は欧米人と比較して平均BMIが低く，糖尿病を持つ人とそうでない人のBMIの差は小さい．その背景にはインスリン分泌能の低下や異所性脂肪の存在が大きく関与していると考えられる．本論文において，過去に一度でも代謝異常を起こしてしまうとその後の糖尿病発症リスクは高いままであるということを報告しており，糖尿病発症に関してメタボリックメモリーが存在することを著者は述べている．このことから保健指導等において体重管理の指導だけではなく，代謝異常にも着目し，できるだけ早期に個別化した保健指導が求められるといえよう．

ジェネラリスト教育実践報告 投稿論文募集
（Generalist Education Practice Report）

　「ジェネラリスト教育コンソーシアム」（Editor in Chief 和足孝之先生）は，2011 年に発足以来，年 2 回の研究会と 2 冊の Mook 版を刊行して，その成果を公表するともに，医学教育への提言を行ってきました． http://kai-shorin.co.jp/product/igakukyouiku_index.html

　このたび，本 Mook 版の誌面の一層の充実を図るために，「ジェネラリスト教育実践報告」の投稿を募ります．

投稿規程
- ・ジェネラリスト教育および活動に関する独創的な研究および症例報告の論文を募ります．
- ・本誌編集委員会による校閲を行い，掲載の採否を決定します．
- ・編集委員のコメント付きで掲載します．
- ・本誌掲載論文は，医中誌および科学技術振興機構（JST）の「J-GLOBAL」に収載されます．
- ・掲載は無料です．
- ・見本原稿は下記の URL からご覧ください．
    https://drive.google.com/open?id=1Vj8deM_NLlxQ-ClGtHDGBvbuZ5arr3Ou).
- ・本誌編集委員会の選考により，掲載論文の中から毎年「ベスト・ペーパー賞」1 論文を選びます．

下記のようにお書きください．
- ・題名：実践報告の特徴を示す題名をお書きください（英文タイトル付き）
- ・著者名（英文付き）
- ・ご所属（英文付き）
- ・Recommendation：ジェネラリストの教育および活動への提言を箇条書きで 3 点ほどお書きください．
- ・和文要旨：400 字以内（英文要旨 200 words 付き）
- ・Key Words：日本語とその英語を 5 語以内
- ・本文：3000 字以内．見出しを起こし，その後に本文をお書きください．
- ・引用文献：著者名，題名，雑誌名，年号，始めのページ - 終わりのページ．
- ・図表は：1 点を 400 字に換算し，合計字数の 3,000 字に含めてください．
- ・本文は Word file，図表はＰＰＴ file でご寄稿ください．
- ・引用，転載について：他文献からの引用・転載は，出典を明記し，元文献の発行元の許可を得てください．著作権に抵触しないように，そのままの図表ではなく，読者が理解しやすいように改変されることが望まれます．その場合も出典は明記してください．

投稿論文の寄稿先：株式会社　カイ書林　E-Mail: generalist@kai-shorin.co.jp

ジェネラリスト教育コンソーシアム vol.19
医療現場に必要なリーダーシップ・スキル

発　　　行　　2023 年 8 月 20 日　第 1 版第 1 刷 ©

編　　　集　　和足　孝之
　　　　　　　坂口公太

発 行 人　　尾島　茂

発 行 所　　〒 337-0033　埼玉県さいたま市見沼区御蔵 1444-1
　　　　　　　電話　048-797-8782　FAX　048-797-8942　e-mail：generalist@kai-shorin.co.jp
　　　　　　　HP アドレス　http://kai-shorin.co.jp
　　　　　　　ISBN　978-4-904865-68-2　C3047
　　　　　　　定価は裏表紙に表示

印刷製本　　小宮山印刷工業株式会社
　　　　　　　© Takashi Watari

ジェネラリスト教育コンソーシアム

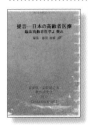
Vol.1
提言―日本の高齢者医療

編集：藤沼 康樹
2012 年　B5　160 ページ
ISBN978-4-906842-00-1
定価：3,600 円＋税

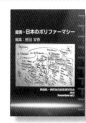
Vol.2
提言―日本のポリファーマシー

編集：徳田 安春
2012 年　B5　200 ページ
ISBN978-4-906842-01-8
定価：3,600 円＋税

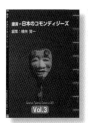
Vol.3
提言―日本のコモンディジーズ

編集：横林 賢一
2013 年　B5　170 ページ
ISBN978-4-906842-02-5
定価：3,600 円＋税

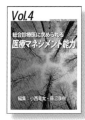
Vol.4
総合診療医に求められる
医療マネジメント能力

編集：小西 竜太，藤沼 康樹
2013 年　B5　190 ページ
ISBN978-4-906842-03-2
定価：3,600 円＋税

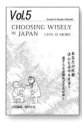
Vol.5
Choosing wisely in Japan
―Less is More

編集：徳田 安春
2014 年　B5　201 ページ
ISBN978-4-906842-04-9
定価：3,600 円＋税

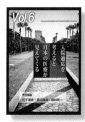
Vol.6
入院適応を考えると
日本の医療が見えてくる

編集：松下 達彦，藤沼 康樹，横林 賢一
2014 年　B5　157 ページ
ISBN978-4-906842-05-6
定価：3,600 円＋税

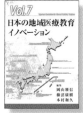
Vol.7
地域医療教育イノベーション

編集：岡山 雅信，藤沼 康樹，本村 和久
2015 年　B5　158 ページ
ISBN978-4-906842-06-3
定価：3,600 円＋税

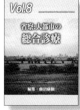
Vol.8
大都市の総合診療

編集：藤沼 康樹
2015 年　B5　191 ページ
ISBN978-4-906842-07-0
定価：3,600 円＋税

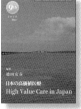
Vol.9
日本の高価値医療
High Value Care in Japan

編集：徳田 安春
2016 年　B5　219 ページ
ISBN978-4-906842-08-7
定価：3,600 円＋税

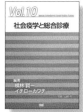
Vol.10
社会疫学と総合診療

編集：横林 賢一，イチロー カワチ
2018 年　B5　142 ページ
ISBN　978-4-904865-33-0
定価：3,600 円＋税

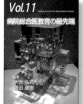
Vol.11
病院総合医教育の最先端

編集：大西弘高，藤沼康樹
2018 年　B5　178 ページ
ISBN978-4-906845-39-2
定価：3,600 円＋税

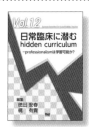
Vol.12
日常臨床に潜む
hidden curriculum

編集：梶有貴，徳田安春
2019 年　B5　188 ページ
ISBN978-4-906845-45-3
定価：3,600 円＋税

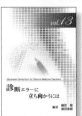
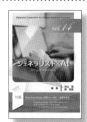
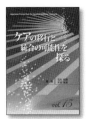
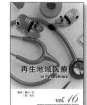
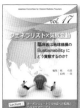
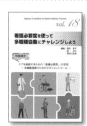

ジェネラリスト教育コンソーシアム事務局 ㈱カイ書林
〒 337-0033 埼玉県さいたま市見沼区御蔵 1444-1
電話 048-797-8782　FAX 048-797-8942
e-mail：generalist@kai-shorin.co.jp